Renuncia de Responsabilidad

La información incluida en este libro está diseñada para proporcionar información útil sobre los temas tratados. Este libro no debe utilizarse para diagnosticar ni tratar ninguna afección médica. Para el diagnóstico o tratamiento de cualquier problema médico, consulte a su propio médico. El autor y el editor no son responsables de ninguna necesidad específica de salud o alergia que pueda requerir supervisión médica y no son responsables de ningún daño o consecuencia negativa de cualquier aplicación, acción, tratamiento o preparación, a cualquier persona que lea o siga la información de este libro. Los enlaces pueden cambiar y cualquier referencia incluida se proporciona solo con fines informativos.

Yoga

Las 100 mejores poses de yoga: alivia el estrés, aumenta tu flexibilidad y tu fuerza

Por Susan Hollister
Derechos del Autor © 2019

Tabla de contenido

INTRODUCCIÓN 8
CAPÍTULO 1: LOS MUCHOS BENEFICIOS DEL YOGA 14
CAPÍTULO 2: EL YOGA Y TU VIDA 25
CAPÍTULO 3: CALENTAMIENTO PARA YOGA 29

- La Montaña 29
- El plegado hacia enfrente 32
- El medio pliegue hacia delante 34
- Estiramientos de muñecas 35
- Estiramiento de cuello y hombros 36
- Inclinación pélvica 37
- El vaca-gato 38
- El estiramiento de pierna 40
- La pose de la diosa 40

CAPÍTULO 4: YOGA PARA LAS PIERNAS ... 43

- El dedo gordo del pie 43
- Mano extendida a dedo gordo del pie 44
- La silla 46
- El arbol 48
- El fácil 51
- El Triángulo extendido 53
- El bailarín 55
- El Angulo lateral extendido 57
- El Angulo lateral invertido 60

Piernas sobre la pared 63
Estocada creciente 65
La guirnalda 67
El triángulo invertido 68
El guerrero 71
El guerrero 2 74
El guerrero invertido 76
El guerrero 3 77
Flor de loto 79

CAPÍTULO 5: YOGA PARA LOS BRAZOS Y LOS HOMBROS 82

La puerta 82
Parado de antebrazos 84
La libelula 87
El delfin plano 88
La plancha invertida 90
El Angulo lateral extendido 92
El aguila 94
El cuervo 97
La cabeza de vaca 98
El delfín 101
El Angulo en ocho 102
La silla 104
La media puerta 106
El nudo 108
El pavo real 111
La prensa de hombro 113
El arado 115

CAPÍTULO 6: YOGA PARA LA ESPALDA .. 118

- El puente 118
- El cachorro 119
- Angulo abiero hacia delante 120
- Torsión Espinal Suave 122
- La Cobra 124
- La langosta 126
- Flexion media hacia Adelante de pie 127
- La esfinge 129
- El sabio 130
- El Heroe 132
- Cabeza en la rodilla en torsion 135
- El héroe reclinado 137

CAPÍTULO 7: YOGA PARA LAS CADERAS 139

- El Angulo amarrado 139
- El Angulo amarrado reclinado 140
- Pose del niño 142
- El bote 143
- El leño ardiente 146
- El bebe feliz 148
- La garza 150
- El ojo de la aguja 152
- Hacia delante con piernas separadas 153
- La postura eterna 156

CAPÍTULO 8: YOGA PARA EL CUELLO 158

- El gato 158
- El delfin plano 159

El pez 161
Oreja al hombro 162
El cadaver 163

CAPÍTULO 9: YOGA PARA EL PECHO 166

La media luna 166
La estocada baja 167
El mono 170
El perro boca arriba 172
La cosa salvage 173
El leon 175
Ave de Paraiso 177

CAPÍTULO 10: YOGA PARA LAS MANOS 181

El saludo cerrado 181
El venado cerrado 182
La balanza 184
El Cuervo de lado 186
La tabla lateral 188
Postura del bastón de cuatro miembros 190

CAPÍTULO 11: YOGA PARA TODO EL CUERPO 193

La media rana 193
Perro boca abajo 194
La pose del baston 196
Postura entendida de ángulo lateral 197
La rueda 200
El moño 202
El camello 203

Postura de Puente en codos Staff 206
La paloma 207
Postura sobre la cabeza en codos 209

CAPÍTULO 12: MUDRAS Y TÉCNICAS DE RESPIRACIÓN 214

Sello de conocimiento 214
Sello de sol y vida 215
Claridad mental 215
Sello de paciencia 215
La respiración de tres partes: 216
Respiracion del craneo que brilla 217

CAPÍTULO 13: MUESTRAS DE RUTINAS DE YOGA 218

Rutina para principiantes rápida para la espalda y la parte inferior del cuerpo 218
Rutina de flexibilidad para principiantes 220
El saludo al sol por la mañana 220
Rutina de alivio de estrés 222
El enfriamiento 222

CAPÍTULO 14: CREANDO TU PROPIA RUTINA 223

CONCLUSIÓN 227

MIS OTROS LIBROS 230

INTRODUCCIÓN

Quiero agradecerte y felicitarte por obtener este libro. El yoga es más que una forma de ejercitar tu cuerpo y tu mente, es una serie de posiciones físicas o estiramientos con raíces indias/hindúes. Estas "asanas" o "poses" (por su traducción al inglés) pueden tener un impacto positivo en tu bienestar físico, mental y emocional. Se sabe que aumentan el flujo de energía en todo el cuerpo; Ayudan a purgar el cuerpo de toxinas, agudizan la mente y liberan las emociones. También son conocidos por mejorar la conciencia espiritual. Aunque las raíces históricas directas del yoga no están claras, los expertos creen que la práctica tiene más de 5,000 años de antigüedad.

Lo que hoy conocemos como yoga es una forma relativamente reciente de la práctica antigua. Introducido en Estados Unidos a principios de 1900, el yoga moderno es una mezcla de antiguas prácticas culturales indias y asanas, mezcladas con gimnasia moderna, terapia física y naturopatía.

El yoga moderno fue diseñado para ayudar a las personas a ser más conscientes de sí mismas, sintonizarse con las necesidades de su cuerpo, al igual que para tus sentimientos como a la intuición. Al mismo tiempo, proporciona un entrenamiento de cuerpo completo, que incluye entrenamiento de fuerza y estiramiento. Contrariamente a la creencia popular, el yoga no es una religión, aunque algunas personas lo han incluido como parte de sus prácticas religiosas. Eso es comprensible, porque esta forma de ejercicio es muy eficaz para eliminar las distracciones, calmar las emociones y despejar la mente, lo que crea las bases para una mayor conciencia espiritual. En este libro, sin embargo, el enfoque estará en los aspectos físicos de la práctica del yoga y en cómo pueden beneficiar a tu mente y tus emociones.

La mayoría de las posiciones de yoga estimulan el sistema glandular, alentando a tus órganos internos a funcionar de manera eficiente. Esta práctica de ejercicio también promueve la respiración profunda y controlada, que fomenta una mente centrada y pacífica y un espíritu tranquilo y alerta. ¡La práctica constante del yoga puede llevar a muchos beneficios físicos, mentales y emocionales sorprendentes que definitivamente no querrás perderte!

Si bien detallaremos los beneficios potenciales específicos del yoga en el siguiente capítulo, aquí hay algunas de las cosas que puedes esperar cuando pongas en práctica las posturas de este libro. El Yoga:

- Protege a tu cuerpo de una multitud de condiciones físicas, desde migrañas hasta enfermedades del corazón.

- Mantiene fuerte a tus huesos y sistema de soporte esquelético.

- Mejora su salud mental y apoya el funcionamiento del sistema neurológico y otras partes del cuerpo "invisibles".

- Es una manera barata de estimular tu salud mental, tu salud física y tu bienestar espiritual.

- Puede ser muy fácil de dominar.

- Puede ser practicado por casi cualquier persona, en casi cualquier lugar.

El yoga viene en una variedad de formas y niveles de dificultad, que van desde lo más básico hasta lo extremadamente complejo. Hatha Yoga, la forma más popular, es con lo que probablemente estés más familiarizado. Se enfoca en la postura, el movimiento y la respiración. Otros tipos de yoga se centran intensamente en la respiración y la meditación, mientras que otros se centran en aspectos de la sabiduría y las tradiciones asociadas con diversas formas de religión. Este libro, sin embargo, se centrará principalmente en los aspectos físicos y mentales del Hatha Yoga.

Un momento para el yoga

El yoga puede ser practicado por adultos de cualquier edad o condición física. Como verás a lo largo de este libro, ciertas poses no se recomiendan para personas con condiciones físicas específicas. Otras poses se pueden practicar con modificaciones. Escucha a tu cuerpo; Si tu cuerpo se siente incómodo con cierta postura, retrocede y descubre el por qué.

Tu mente, emociones y cuerpo están estrechamente entrelazados. Lo que afecta a uno impactará al otro. No es raro que alguien consulte a un médico cuando sus emociones están por los suelos. De la misma manera, si las condiciones físicas no responden al yoga, un viaje al médico puede ser una buena idea.

A veces, una visita con un instructor de yoga capacitado puede corregir el posicionamiento que de otro modo podría causar daño, o impediría que experimentes todos los beneficios de una postura específica. Sin embargo, poco daño potencial puede venir al practicar las posturas de nivel principiante en este libro, si sigues las instrucciones y respetas las restricciones que se dan para cada una. Siéntete libre de dejar que estas páginas sean tu introducción al maravilloso y desafiante mundo del yoga.

Mujeres y niños

Algunos expertos recomiendan que las mujeres que están amamantando, embarazadas o menstruando deben evitar por completo al yoga, pero la mayoría admite que si bien las posturas más vigorosas, especialmente las inversiones, deben evitarse durante la menstruación y el embarazo, algunas de los asanas más suaves pueden ser beneficiosas. En este libro, descubrirás posturas que se usan con frecuencia para aliviar el dolor menstrual, abordar los síntomas de la menopausia y apoyar el cuerpo de una mujer durante el embarazo.

Las madres que amamantan a menudo se benefician de las posturas que pueden apoyar los músculos que se usan para sostener a un bebé mientras lo amamantan, evitando el dolor de espalda y las lesiones causadas por los movimientos repetitivos de levantar y cargar a un bebé. También puede aliviar la depresión posparto y ayudar a la madre y al bebé a relajarse durante las primeras semanas de adaptación a la lactancia materna. Algunas madres incluso optan por amamantar a sus bebés mientras realizan varias posturas de yoga.

El yoga prenatal es una manera maravillosa de mantenerse en forma durante el embarazo. Un instructor de yoga capacitado podrá ajustar tus entrenamientos a medida que progresa tu embarazo y sugerir asanas específicas para fortalecer tu cuerpo para el proceso de administración.

En cada uno de estos casos, una conversación con un instructor de yoga profesional es altamente recomendable. Un profesional podrá guiarte en la práctica del yoga de manera efectiva y segura, adaptando algunas posturas y sugiriendo otras que quizás no hayan cruzado por tu mente.

Los niños de todas las edades pueden disfrutar del yoga; Puede proporcionar un montón de juegos agradables con compañeros y padres por igual. Los ejercicios de respiración pueden ayudar a un niño a adquirir conciencia del cuerpo y aumentar el control mental. Los únicos peligros posibles planteados son los mismos peligros experimentados por los jóvenes gimnastas. Si el ejercicio se convierte en algo más que un juego divertido, si se anima a los niños a esforzarse más allá de lo que es divertido y natural, los cuerpos en desarrollo jóvenes pueden sufrir daños en lugar de ayudarlos a crecer. Sin embargo, para la mayoría de los niños, el yoga es divertido, una forma divertida de juego.

Por dónde empezar

Hay muchas maneras de aprender yoga. Una opción popular es tomar una clase con otros estudiantes bajo la guía de un maestro experimentado. Si no tienes fondos o tu horario prohíbe ir a una clase, puedes elegir aprender yoga a partir de videos. ¡Incluso hay videojuegos interactivos que pueden ayudarte a desarrollar tus habilidades de yoga!

Una tercera opción es convertirte en tu propio maestro. Si bien te ayudará consultar periódicamente con un instructor experimentado, puedes enseñarse fácilmente, utilizando una combinación de texto y ayudas visuales, que encontrarás en este libro.

He brindado instrucciones comprobadas paso a paso para ayudarlo a dominar las posturas de yoga más populares y más efectivas. Estas instrucciones incluyen técnicas de respiración y estrategias mentales para ayudarte a experimentar todos los beneficios que el yoga tiene para ofrecer. Todo se describe en detalle, para que puedas comenzar de inmediato con lo básico.

Aprenderás cómo calentar adecuadamente para el yoga y dominarás rápidamente la postura básica de la montaña, que es el trampolín para muchas otras asanas o posturas de yoga. A lo largo de este libro, encontrarás instrucciones paso a paso que te guiarán en el proceso para dominar cada posición de yoga. También descubrirás una variedad de poses que ayudan cada parte de tu cuerpo.

Además, aprenderás cómo cultivar tu práctica de yoga, desde las posturas de nivel principiante hasta avanzado. Al finalizar el libro habrá cinco rutinas de yoga de muestra que abordan necesidades específicas. A esto le sigue una sección completa sobre cómo personalizar tu práctica de yoga para adaptarse a tus propias necesidades físicas y abordar preocupaciones mentales, emocionales y, a veces, incluso espirituales. Al mismo tiempo, encontrarás consejos para adaptar el yoga a tu estilo de vida actual. Descubrirás que el yoga realmente puede mejorar muchos aspectos de tu vida.

El yoga es una gran actividad para explorar; ¡Es barato y, realmente, no tiene inconveniente! Para empezar, todo lo que necesitas es un conjunto de ropa cómoda. Claro, puedes usar un tapete de yoga si quieres, pero incluso el tapete no es esencial; simplemente con una superficie limpia con un poco de relleno y que puedas evitar que tu cuerpo se deslice fuera de posición.

A medida que el tiempo pase y decidas que el yoga es algo que deseas disfrutar a largo plazo, puedes optar por invertir en equipos adicionales. Los tapetes son útiles para apoyar partes de tu cuerpo durante algunas posturas. Los bloques de yoga pueden ayudar a apoyar tu cuerpo, mientras que las correas de yoga pueden ayudarte a conectar tus manos o cerrar la brecha entre las manos y los pies en algunas poses. Como dije, no se requiere nada de esto, así que no dejes que su falta se interponga en tu camino. ¡Ahora, comencemos!

Capítulo 1: Los muchos beneficios del yoga

Incluso si no tienes experiencia con el yoga, es probable que hayas escuchado a otros hablar sobre este tema. Es posible que incluso hayas escuchado informes de sus muchos beneficios. Si bien puedes albergar un escepticismo inicial sobre la utilidad del yoga, la investigación moderna ahora está disponible para respaldar muchas de las afirmaciones reportadas por los practicantes del yoga.

¡Lo creas o no, muchas celebridades juran por el yoga! Estrellas como Jennifer Aniston, Lady Gaga, Adam Levine y Kate Hudson han acreditado al yoga por ayudarles a ponerse en forma para varios papeles en películas. También lo han usado para ayudarlos a concentrarse mentalmente, a curarse de las lesiones y a protegerse de una nueva lesión. Algunas celebridades incluso han acreditado al yoga por ayudarles a superar las adicciones y enfrentar desafíos de vida increíblemente estresantes.

El yoga no es una actividad delicada, así que no dejes que esas mujeres esbeltas en lindos leotardos te engañen. Es una forma agotadora de entrenamiento físico. Muchos deportistas profesionales juran por el yoga. LeBron James, Shaquille O'Neal, el ex portero de la NHL Sean Burke y Blake Griffin confían en él. "El yoga puede ser difícil", dice John Capouya, autor de "Real Men Do Yoga". "No es dolorosa como acostarte en una cama de uñas, solo desafiante. Te espera un entrenamiento exigente y atléticamente desafiante".

Por supuesto, no tienes que ser una celebridad o una superestrella para disfrutar de los beneficios del yoga. Tampoco necesitas un cuerpo perfecto. Si bien las estrellas pueden tener la capacidad de contratar instructores de primer nivel, aún puedes disfrutar de los beneficios del yoga donde sea que estés. Todo lo que necesitas es este libro y la voluntad de enseñarte a ti mismo.

Una vez que realmente entiendas todas las cosas buenas que el yoga puede proporcionar, es probable que te sientas aún más seguro y motivado para probarlo. ¿Te estás preguntando si el yoga vale tu tiempo? Tómate un par de minutos para familiarizarte con algunos de sus increíbles beneficios. La Yoga:

- Promueve la flexibilidad. El yoga puede aflojar gradualmente tus músculos y aumentar la flexibilidad en tus articulaciones mientras mantiene tu integridad.

- Mejora la función cerebral. 20 minutos de yoga pueden agudizar tu enfoque mental y mejorar tu memoria.

- Te ayuda a desarrollar músculos fuertes y flexibles. Conduce a la protección contra enfermedades crónicas y puede reducir la probabilidad de caídas y lesiones.

- Protege contra las enfermedades del corazón. El yoga puede reducir tu riesgo de padecer enfermedades relacionadas con el corazón, como presión arterial demasiado alta o baja, niveles peligrosos de azúcar en la sangre y colesterol alto.

- Te da una postura impecable. La mala postura puede causar una gran cantidad de problemas articulares y musculares a lo largo de los años, pero saber cómo equilibrar tu cabeza correctamente sobre tu columna vertebral puede reducir en gran medida la tensión en tu espalda. El yoga aumenta la conciencia corporal, lo que facilita la adopción y el mantenimiento de posturas que evitan el estrés excesivo en cualquier articulación.

- Puede ayudarte a alcanzar y mantener un peso saludable. La investigación ha demostrado una correlación entre la práctica de yoga consistente y una disminución en el peso corporal. El yoga también puede estimular el metabolismo y apoyar la transición de la grasa al tejido muscular.

- Protege tus articulaciones y cartílagos contra el desgaste. El yoga implica un rango completo de movimiento, que alienta a tu cuerpo a proporcionar a tus articulaciones y tejidos de apoyo los nutrientes que necesitan para mantenerse sanos y fuertes. Puede ayudar a reducir el dolor y la rigidez de la artritis y reducir las posibilidades de desarrollar otras condiciones que restrinjan el movimiento físico.

- Puede mejorar tu vida sexual. La investigación ha encontrado que cuatro meses de yoga pueden aumentar el rendimiento sexual de hombres y mujeres. Mejora el flujo de sangre a los genitales y fortalece los músculos del esfínter, además de aumentar la flexibilidad, la fuerza, el enfoque mental y la conciencia total del cuerpo. En resumen, el yoga puede proporcionar un tremendo impulso a tus actividades sexuales.

- Protege su columna vertebral. Ciertas posiciones de yoga pueden ayudar a fortalecer tus discos vertebrales, que actúan como amortiguadores para tus vértebras y promueven la alineación esquelética adecuada. Cuando tu espalda está correctamente alineada, protege tus nervios y les permite comunicarse libremente a través de su cuerpo, brindándole salud y bienestar general.

- Ayuda a curar migrañas crónicas. Varios estudios han demostrado que la práctica constante y prolongada del yoga puede ayudar a resolver o reducir la aparición de migrañas crónicas. Los expertos ahora creen que ciertas posiciones de yoga ayudan a prevenir la desalineación física al tiempo que ayudan a defenderse del estrés mental, aliviando así los síntomas de migraña y minimizando los desencadenantes de migraña.

- Mejora la salud ósea. Dado que muchas posiciones de yoga aprovechan tu propio peso corporal, el yoga es una excelente manera de fortalecer tus huesos. La práctica del yoga también puede promover niveles saludables de cortisol, que ayudan a los huesos a conservar el calcio.

- Te defiende de los antojos. La Universidad de Washington informa que el yoga tiene un impacto positivo en el conocimiento de la dieta. Aquellos que practican yoga son mucho más conscientes de las necesidades de sus cuerpos y, en consecuencia, de lo que comen y beben. Es más fácil elegir bocadillos saludables cuando se dan cuenta de cómo los bocadillos no saludables impactan su cuerpo.

- Aumenta la circulación sanguínea. El yoga aumenta la circulación sanguínea al relajar los músculos. Una mejor circulación sanguínea aumenta los niveles de oxígeno celular, lo que puede ayudar a que cada parte de tu cuerpo se desempeñe de manera más efectiva.

- Alivia el dolor crónico de espalda. El yoga aumenta la fuerza muscular y la flexibilidad, especialmente en su núcleo. Esto ha sido probado para aliviar numerosas condiciones de espalda dolorosas.

- Refuerza tu sistema inmunológico. Cuando mantiene una posición específica de yoga, ayuda a circular la linfa y estimular diversos órganos internos. Esto le da a su cuerpo una mayor ventaja al combatir infecciones, cánceres y otras enfermedades.

- Mejora la fertilidad. Si bien hay pocos estudios que apoyen la influencia positiva del yoga en la fertilidad, muchos creen que, al ayudar a reducir el estrés, el yoga contribuye al aumento de los niveles de fertilidad en las mujeres.

- Ayuda a tu corazón. Las posturas de yoga son excelentes para la salud del corazón. Cuanto más tiempo ocupes una posición específica, más trabajará tu corazón para suministrar la energía que tu cuerpo necesita para sostener la postura. Ciertas poses, como la montaña y la postura fácil, abren el corazón y tu irrigación circundante para aumentar la circulación. La silla, el triángulo y la cobra realmente requieren que tu corazón trabaje más duro.

- La respiración es demasiado importante para pasarla por alto; La proporción de respiración de dos a uno del yoga, en la que exhalas durante el doble de tiempo que inhalas, se ha demostrado en varios estudios que mejora la salud del corazón incluso cuando aumenta la circulación.

- Acelera la recuperación de la resaca. ¿Alguna vez lamentaste todas esas bebidas que disfrutaste durante la noche anterior? Ciertas posturas de yoga (por ejemplo, la vaca-gato y el cadáver) se enfocan en trabajar la glándula tiroides y sacar las toxinas generadas por el alcohol de tu hígado y riñones. También pueden aumentar tu metabolismo, que luego puede trabajar para resolver las resacas de una manera más eficiente.

- Puede disminuir la presión arterial. Dos estudios británicos han demostrado que, en comparación con la inactividad, el cadáver en realidad provoca una caída en la presión arterial.

- Alivia los síntomas del asma. Un estudio ha demostrado que el yoga puede aliviar los síntomas leves a moderados del asma en adultos, porque promueve técnicas de respiración consciente e induce la relajación muscular.

- Mejora del estado de ánimo natural. Varios estudios han demostrado que practicar yoga puede aumentar la cantidad de serotonina en tu cerebro y disminuir la cantidad de cortisol. Los niveles más altos de serotonina están relacionados con un aumento de los sentimientos de felicidad.

- Ayuda a las personas con esclerosis múltiple. La evidencia ahora indica que el yoga puede ayudar a las personas con EM al aumentar la circulación, mejorar su estado de ánimo y mejorar sus habilidades físicas.

- Puede disminuir el azúcar en la sangre. Los estudios han relacionado el yoga directamente con la disminución de los niveles de colesterol malo y el aumento de las cantidades de colesterol bueno, por lo que es mucho más fácil para los diabéticos controlar el azúcar en la sangre. El arco, el arado y, especialmente, el árbol, cuando se practican de forma regular y prolongada, han ayudado a muchos diabéticos a volver a tener niveles saludables de azúcar en la sangre.

El yoga aborda la causa principal de los picos de azúcar en la sangre: el estrés. La respiración profunda que acompaña a muchas asanas promueve la relajación del cuerpo y la mente, mientras que las posiciones físicas mejoran el funcionamiento adecuado de los sistemas que regulan la producción y liberación de cortisol y serotonina.

- Mejora tu memoria. Los expertos creen que una reducción del estrés mental y físico puede ayudar a las personas a concentrarse y organizar sus pensamientos de manera eficiente. En esto, sobresale el yoga. El árbol y el loto apoyan el pensamiento claro.

- Alienta el enfoque. Las investigaciones demuestran que la participación constante en el yoga puede mejorar la coordinación, la memoria y los tiempos de reacción.

- Puede retrasar los signos del envejecimiento. Practicar yoga puede ayudar a tu cuerpo a limpiarse de toxinas, lo que puede retrasar los signos visibles del envejecimiento.

- Relaja tu sistema nervioso. Ya que las posturas de yoga y la respiración pueden hacer que se relaje, puede relajar el impulso de lucha o huida de su sistema nervioso, liberándole para generar una respuesta calmada y reflexiva a los desafíos.

- Aumenta tus niveles de energía. El yoga constante puede aumentar tu metabolismo y elevar tus niveles de energía.

- Mejora tu equilibrio. El yoga es excelente para mejorar tu postura, que es un gran primer paso para un mejor equilibrio. Incluso antes de llegar a las posturas en las que se apoya sobre una pierna, practicar yoga puede estabilizar tu equilibrio.

- Reduce los niveles de sodio de tu cuerpo. El yoga puede disminuir los niveles de sodio en tu cuerpo de dos maneras. Primero, tus músculos consumen sodio cuando se contraen para mantener una posición de yoga. En segundo lugar, muchos asanas de yoga energizan tus riñones, aumentando tu capacidad para eliminar el exceso de sodio de tu cuerpo.

- Libera tensiones. Inconscientemente acumulamos tensión en los músculos sin siquiera darnos cuenta. Un buen ejemplo ocurre cuando una carretera peligrosa o un tráfico denso nos llevan a agarrar el volante con fuerza mientras conducimos. Sostenido, este agarre mortal puede provocar tensión crónica, dolor y fatiga muscular. El yoga puede ayudarlo a darse cuenta de qué músculos están llevando la tensión y puede ayudarlo a relajarse. Cuando los músculos se relajan, drenan la acumulación de toxinas y aumentan la circulación de sangre, oxígeno y nutrientes a los tejidos del área. Esto, a su vez, facilita la curación de las fibras musculares, lo que conduce a músculos más fuertes que trabajan con mayor facilidad.

- Aumenta tu recuento de glóbulos rojos. Las investigaciones han demostrado que el yoga puede ayudar a aumentar la cantidad de glóbulos rojos en tu cuerpo.

- Facilita el sueño. Las investigaciones sugieren que la naturaleza relajante del yoga puede ayudar a fomentar un mejor descanso nocturno. Las posturas de yoga específicas (por ejemplo, la pose del niño en el Capítulo 11) están diseñadas para preparar la mente y el cuerpo para tiempos de descanso.

- Aumenta y mantiene las habilidades de coordinación ojo-mano. El yoga es una excelente manera de desarrollar y mantener una excelente coordinación mano-ojo; Es incluso más efectivo que el juego. La conciencia corporal fomentada por el yoga también puede aumentar tu percepción de profundidad.

- Promueve técnicas adecuadas de respiración. Los estudios sugieren que aquellos que practican yoga tienen menos probabilidades de tomar enormes inhalaciones de aire. El yoga también previene la respiración superficial al incluir instrucciones específicas para respiraciones profundas controladas como parte de cada ejercicio de yoga. La respiración adecuada aumenta la circulación, ayuda al sistema inmunológico, fomenta la relajación y estimula el pensamiento claro, junto con una serie de otros beneficios.

- Protege tu sistema digestivo. El estrés puede agravar los problemas digestivos, como úlceras, estreñimiento y diarrea. El yoga puede ayudar fácilmente a estas condiciones. Muchas de las posturas de yoga en este libro estimularán tu digestión. Cualquiera de las posiciones de giro de la columna vertebral es especialmente buena para ayudar a que el sistema digestivo funcione sin problemas.

- Aumenta la autoestima. Muchas personas que participan en el yoga informan que sienten una mayor sensación de gratitud y una mayor capacidad de perdonar, lo que a su vez proporciona un gran impulso a tu autoestima.

- Puede servir como un suplemento o una alternativa a la medicina moderna. El yoga se ha utilizado para tratar una variedad de afecciones durante milenios, mucho antes del advenimiento de las modalidades médicas modernas. Nunca dejes de tomar tu medicamento sin consultar primero a su médico, pero si puede ver mejoras en tu salud como resultado de practicar yoga, no dudes en solicitar una revisión médica de tu condición.

¿Todavía no estás convencido de lo genial que es el yoga? Aquí hay algunos hechos más rápidos:

- La gente ha estado practicando yoga por al menos 5,000 años.

- Hay más de 100 posturas de yoga diferentes; Su ejecución puede ir desde lenta y suave hasta rápida e intensa.

- El yoga puede dirigirse a casi todas las áreas de tu cuerpo. Puedes masajear órganos internos que no son fácilmente alcanzados por cualquier forma de masaje.

- El yoga puede proporcionar a tu cuerpo un entrenamiento completo pero de bajo impacto.

- La investigación sugiere que el yoga puede proporcionar tanto ejercicio cardiovascular como ejercicio aeróbico.

- El yoga puede ser la actividad grupal perfecta no competitiva.

- El yoga es muy asequible; Puedes gastar casi nada para aprender lo básico. Por otro lado, puedes gastar sumas considerables para asegurarte de obtener los mejores instructores profesionales, las herramientas perfectas y los materiales de aprendizaje efectivos.

- Puedes practicar yoga en cualquier lugar, al aire libre en un hermoso día soleado o en interiores, independientemente del clima.

- El yoga requiere equipo mínimo. Muchas personas usan colchonetas de yoga para minimizar el deslizamiento, deslizamiento e incomodidad al sentarse sobre una superficie dura, pero no es absolutamente necesario tener una. Algunas personas también utilizan bolas de yoga, bloques y correas, pero, una vez más, puedes ejercitarte de manera efectiva sin ellos. Una toalla puede sustituir a una correa en la mayoría de los casos, un libro resistente o latas metálicas de comida pueden representar bloques de yoga, y una manta puede servir como una esterilla de yoga improvisada.

- Puedes practicar yoga incluso si tienes una condición de salud. Solo discute tus intenciones con tu médico de antemano. A lo largo de este libro, te alertaré sobre contraindicaciones para condiciones físicas específicas. Ciertas poses requerirán adaptaciones, mientras que otras deben evitarse por completo, según tus restricciones físicas. El yoga es muy posible, de hecho, a menudo puede reducir los síntomas en personas con enfermedades cardíacas, presión arterial alta, diabetes, colesterol alto y artritis.

- El yoga prenatal está disponible para las mujeres que desean mantenerse fuertes y en forma durante todo el embarazo. Algunas posturas fortalecen los músculos que usarás en el proceso de parto, mientras que otras lo energizarán y lo ayudarán durante esas semanas iniciales de falta de sueño después de que nazca tu bebé. Hay posturas para ayudarte a despertar y otras para ayudarte a prepararte para dormir. La depresión posparto también puede aliviarse, ya que tanto las prácticas de respiración como muchas posturas de yoga ayudan a equilibrar las emociones.

Ya sea que estés en perfecto estado de salud o vivas con cualquier variedad de desafíos físicos o emocionales, el yoga puede ayudarte a mejorar tu calidad de vida. Puede prevenir enfermedades, minimizar los síntomas y proporcionarte beneficios extraordinarios para tu salud mental. El yoga puede mejorar directamente tu sensación general de bienestar, lo que puede ayudarte a mantener un estado de ánimo positivo y una actitud optimista. Se ha descubierto que el yoga mejora la autoaceptación y el autocontrol. Puede ayudar a reducir la hostilidad y aumentar las habilidades sociales.

Lo más importante, el yoga es fácil de aprender y dominar. Los expertos recomiendan de dos a tres días a la semana de treinta minutos a una hora y media cada uno, como máximo, como la cantidad ideal de tiempo para practicar yoga. ¡Incluso si solo pasas una hora a la semana, en total, en yoga, puedes experimentar todos sus increíbles beneficios! De hecho, incluso cinco minutos al día pueden ser útiles, por lo que sí solo tienes tanto tiempo entre las actividades, úsalo inteligentemente en el yoga. No te arrepentirás.

Capítulo 2: El yoga y tu vida

Hay siete formas principales de yoga: Hatha, Vinyasa, Power, Ashtanga, Bikram e Iyengar yoga. Hatha es la forma más común y fácil de yoga. Combina técnicas de respiración y movimientos básicos. Vinyasa yoga combina múltiples posturas que hacen una transición suave entre sí. El yoga poderoso es una forma intensa, diseñada para desarrollar músculos rápidamente. Ashtanga es similar al yoga Vinyasa en el sentido de que combina múltiples posturas que se mueven suavemente entre sí; es único en que las poses incluyen técnicas especiales de respiración. Bikram es una colección de 26 posturas de yoga diseñadas para realizarse en temperaturas muy altas. Finalmente, el yoga Iyengar utiliza objetos como bloques o sillas para alinear el cuerpo en la posición correcta. En este libro, nos centraremos principalmente en la primera forma, Hatha Yoga.

Si ya eres un practicante comprometido de yoga, probablemente usarás rutinas establecidas y habrás aplicado yoga exitosamente en tu vida. En ese caso, es posible que desee omitir el resto de este capítulo e ir directamente al Capítulo 3, donde empezamos a meternos en los aspectos básicos del yoga, las diferentes poses.

Yoga para cualquier estilo de vida

¿Es el yoga el tipo correcto de entrenamiento para ti? Yo afirmaría que el yoga puede adaptarse a cualquier estilo de vida. Hay aspectos del yoga que pueden implementarse en una reunión, en un avión, en tu escritorio, prácticamente en cualquier lugar. Debido a que el yoga no requiere equipo especial, es fácil mantener tu práctica diaria de yoga cuando viaja. Incluso si tu vida es agitada, puede (y debe) introducir el yoga en tu rutina diaria, aunque solo sea por cinco minutos a la vez.

Si ya tienes una rutina de ejercicios sólida, tanto mejor; El yoga se puede agregar fácilmente a cualquiera de los dos extremos de tu entrenamiento. Puedes practicar yoga regularmente si tienes un horario fijo o uno que varía enormemente. No importa si vives en las montañas, en la playa o en el medio. Ya sea que vivas en un estudio o en una mansión de 20 habitaciones, ¡todavía puedes encontrar espacio para el yoga! En otras palabras, realmente no hay excusa para no incluir el yoga como parte de tu vida. Es tan beneficioso, ¿por qué no darle una oportunidad?

Cuando y donde

Si ya tienes una rutina de ejercicios regular, puedes introducir fácilmente una posición de yoga en tu enfriamiento. Usa una sola postura durante varios días, antes de pasar a cualquier otra cosa. Esto le da a tu cuerpo tiempo para adaptarse al nuevo posicionamiento y aprender verdaderamente tu proceso, que puede ser más desafiante de lo que parece en la superficie.

El "cuándo" y el "dónde" del yoga no importan mientras sea consistente. La práctica constante del yoga es lo que lo hace efectivo. Muchas personas descubren que despertarse media hora antes de lo habitual para incorporar una rutina de yoga en sus vidas produce resultados notables.

El yoga es una gran manera de comenzar tu día. Otras personas confían en el yoga por la noche, afirmando que les ayuda a quedarse dormidos más fácilmente. ¿No tienes tiempo para levantarte media hora antes? También puedes practicar yoga en el trabajo si tu entorno lo permite. Muchas de las posturas se pueden realizar sentadas en una silla. Puedes ejecutar a otros mientras estás de pie, esperando en la fila o maquillándote. La única restricción: no practicar yoga dentro de un par de horas de comer.

Para que sea más fácil practicar yoga cuando y donde sea que se presente la oportunidad, recomiendo mantener una colchoneta de yoga y un conjunto de ropa de entrenamiento cómoda en tu automóvil. Nunca se sabe cuándo será útil

Aunque puedes practicar yoga en cualquier lugar y en cualquier lugar, te recomiendo que reserves un espacio cómodo en tu hogar solo para yoga. Una de mis amigas fue lo suficientemente afortunada como para tener una habitación extra en su casa que reservó para el yoga. Apodada "La sala de yoga", estaba alfombrada, las paredes estaban despejadas y la sala contenía solo los artículos que necesitaba para yoga. Lo encontré limpio, abierto, refrescante y relajante, el lugar perfecto para el yoga. Si no tienes el espacio para dedicar una sala completa al yoga, al menos puedes despejar una parte de la sala, preferiblemente con una pared, ya que será útil para el apoyo ocasional.

Tu plan de yoga

El siguiente paso es establecer un plan. Si recién estás comenzando a explorar yoga, es importante que ingreses a la práctica con cuidado. Tu cuerpo necesita tiempo para adaptarse a los cambios que le estás introduciendo. Al mismo tiempo, tu cuerpo necesita experimentar el yoga de manera regular, para que puedas comenzar a descubrir sus beneficios en tu cuerpo, tu mente y tu espíritu.

Una introducción suave al yoga sería darte cinco minutos al día para participar en una o dos de las poses. Sí, cinco minutos es todo lo que necesitas al principio. Ajústalo a una de tus rutinas existentes. Por ejemplo, si sigue una rutina establecida para comenzar el día, agregar cinco minutos de yoga puede ayudarte a despejar la mente y acelerar tu cuerpo, preparándote para la acción. Por otro lado, si tienes una serie de actividades que normalmente sigues antes de irte a la cama (y si no lo hace, le recomiendo que empiece), cinco minutos de yoga pueden ayudar a relajarte y preparar tu mente y cuerpo para una buena noche de descanso.

Comienza con una o dos poses que funcionen para ti. Después de un par de semanas, prueba otra pose o dos. Cuando comiences a notar los beneficios en forma de mayor vigilancia y flexibilidad, etc., siéntete libre de ampliar su tiempo de yoga a 10 minutos al día o más.

Una vez que llegue al punto en el que está expandiendo tu práctica de yoga a 20 o 30 minutos a la vez, deberías considerar darle al yoga un espacio de tiempo propio. Claro, puedes mantener el yoga para el comienzo o el final de tu día, pero si descubres que es un obstáculo en tus mañanas o tardes, siéntete libre de experimentar con otras horas del día. Te sugiero que continúe usando una o dos posiciones de yoga para ayudar a despertarte y prepararte para dormir; al mismo tiempo, dedícate al menos tres bloques de tiempo a la semana para dedicarlo a una práctica de yoga más extensa.

Capítulo 3: Calentamiento para yoga

Todo el mundo sabe la importancia de estirarse antes de correr o hacer ejercicio, pero ¿qué tipo de calentamiento requiere el yoga? Si bien el estiramiento tradicional es útil antes de practicar yoga, ya que la mayoría de las posturas de yoga son estiramientos avanzados en sí mismas, hay una serie de posiciones de yoga que puedes utilizar para calentar antes de adentrarse en la práctica más activa.

El aspecto único del calentamiento para el yoga es el proceso de centrarse en uno mismo, al mismo tiempo que despierta tus músculos. Un calentamiento físico de yoga también es un calentamiento mental que le permite alejarte de tus otras preocupaciones y alcanzar una postura mental tranquila que te ayudará a continuar con tu trabajo de yoga.

Un calentamiento ideal de yoga incluirá posturas que involucren tanto la parte superior como la inferior del cuerpo. Debes incorporar estiramientos que atiendan a tus muñecas, tu cuello y tu columna vertebral, las partes clave de tu cuerpo que reciben la mayor cantidad de trabajo cuando estás haciendo yoga. En este capítulo, descubrirás algunas poses geniales que puede usar como parte de tu rutina personal de calentamiento.

La Montaña

Enfoque: Piernas, Postura
Nivel: Principiante
Tiempo total: 60 segundos
Indicaciones: Ciática, estrés
Contraindicaciones: Presión baja, mareos, aturdimiento, dolor de cabeza

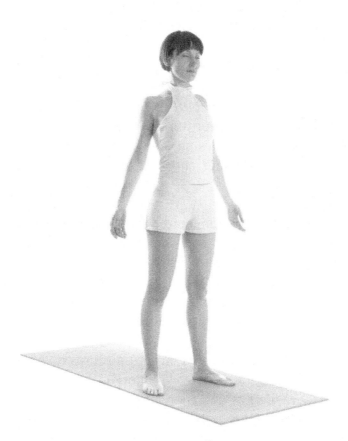

La Montaña

La pose de montaña es un gran calentamiento inicial. Puede preparar tu cuerpo para muchas otras posturas de pie. También es ideal para tu postura y puede ayudarte a mantener la calma bajo presión cuando te enfrentas a tu día. Puede parecer que solo estás de pie, pero hay mucho más en juego de lo que parece. Aquí es cómo realizar la pose de montaña:

- Párete con los pies lo suficientemente separados para sentirse estable. Si estás embarazada, es posible que debas ajustar sus pies más separados, pero no los separes más allá de sus hombros.

- Establece una conexión sólida con el suelo levantando los dedos de los pies. Cambia tu distribución de peso para que se divida equitativamente entre la base de tus dedos gordos, la base de tus dedos pequeños y los lados izquierdo y derecho de tus talones. Sostén esta distribución de peso mientras regresas tus dedos del pie al suelo y continúa con el ejercicio.

- Dobla las rodillas ligeramente y enderezarlas. Esto relajará las articulaciones de la rodilla. Tus piernas deben estar rectas, pero nunca bloqueadas.

- Comenzando desde los pies hacia arriba, toma conciencia de cada parte de tu cuerpo cuando flexiones los músculos para sostener un torso recto y alto, coronado por la punta de la "montaña", tu cabeza. Imagina una cuerda que se levanta desde la parte superior de tu cabeza y la tiras, junto con el cuello y el torso al que está conectado, hacia arriba.

- Activa los músculos de tus muslos girándolos ligeramente hacia adentro.

- Permite que su pecho se abra, moviendo tus hombros y brazos hacia atrás. Inclina ligeramente el coxis hacia abajo para compensar el ajuste que acabas de hacer en tu pecho. Esto naturalmente flexionara los músculos alrededor de tu ombligo para sostener su abdomen y mantener tu espalda, cuello y cabeza directamente sobre tus caderas (que aún deben estar directamente sobre tus rodillas y pies).

- Párate erguido y recto, con los brazos relajados a los lados. Enfoca tu mirada hacia adelante. Mira algo que está justo debajo del nivel de los ojos. ¡Esto aumentará tu enfoque mental, eliminará las distracciones y asegurará que tu barbilla esté ligeramente bajada, si no se ha ajustado con esa cuerda que se levanta desde la parte superior de tu cabeza!

- Mientras estás de pie en esta posición, respira, llenando tus pulmones, permitiendo que tu estómago y pecho se expandan. Cuando tu cuerpo esté lleno de aire, comienza a exhalar, demorándote el doble de tiempo al exhalar.

- Toma varias respiraciones completas, manteniendo esta postura durante 30 a 60 segundos antes de liberarla.

La montaña se practica fácilmente mientras estás parado en la fila y esperando, bueno, donde sea. Puede ayudarte a mantener la calma si otras personas a tu alrededor se impacientan y se enojan, lo que te permite difundir la bondad a tu paso. Puedes participar en esta pose en cualquier momento que estés de pie. Sirve como una acción contraria consciente de todo el tiempo que pasamos encorvados sobre nuestras computadoras, inclinados sobre un libro o enfocados en un proyecto.

Puedes continuar calentando haciendo la transición desde la postura de la montaña hasta el pliegue delantero.

El plegado hacia enfrente

Enfoque: isquiotibiales, espalda
Nivel: Principiante
Tiempo total: 60 segundos
Indicaciones: Depresión leve, estrés, insomnio, dolores de cabeza; Estimula riñones, hígado, sistema digestivo
ContraIndicaciones: lesiones en la espalda, embarazo (posible con modificaciones cuidadosas)

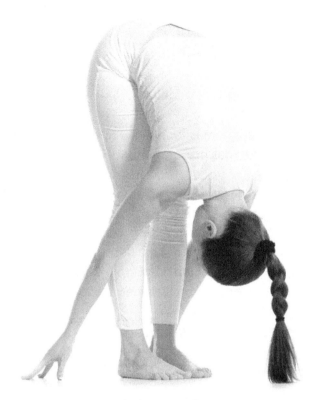

Plegado hacia enfrente

Para realizar el pliegue hacia enfrente:

- Párate con los pies firmemente plantados, separados ligeramente para mantener el equilibrio. Distribuye tu peso uniformemente en los pies y mantén el torso alto y abierto. Inhala.

- Espira y dobla tu cuerpo hacia delante en las caderas, no en la cintura. Inclínate solo lo más que puedas mientras respiras fácilmente.

- Presiona tus talones contra el suelo, manteniendo las caderas sobre las plantas de los pies.

- Si los isquiotibiales están demasiado apretados para estirar completamente las piernas, mantén las rodillas flexionadas. Si puedes estirar completamente las piernas, coloca los dedos en el suelo.

- Deja que tu cabeza y cuello cuelguen libremente.

- Inhala y agrega más longitud a tu torso, luego exhala para acomodarte más profundamente en la postura.

Si te detuvieras aquí, levantarías lentamente tu torso, apilando una vértebra a la vez sobre las otras, hasta que hayas vuelto a una posición vertical. Sin embargo, para este calentamiento, debes hacer la transición al **medio pliegue hacia delante**. Esto extenderá tu columna vertebral y fortalecerá aún más la espalda y las rodillas.

El medio pliegue hacia delante

Enfoque: Isquiotibiales, pantorrillas, espalda
Nivel: Principiante
Tiempo total: 60 segundos
Indicaciones: Estrés
Contraindicaciones: Lesión de espalda

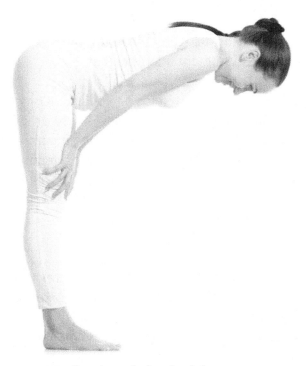

Medio plegado hacia delante

- Desde el pliegue hacia adelante, levanta tu torso hasta que tu espalda plana esté paralela al suelo. Coloca tus manos en la parte delantera de tus piernas. Inhala, mete tu abdomen y usa los músculos de la espalda para sostener tu torso y mantener tu columna recta.

- Mantén la longitud desde tu cabeza hasta el coxis a través de su columna vertebral

- Retira los omóplatos de tus oídos y mira hacia adelante

- Respira varias veces antes de levantarte a una posición vertical y descansa, con los pies ligeramente separados, en posición de montaña.

Estiramientos de muñecas

Es importante calentar las muñecas antes de participar en la mayoría de las posturas de yoga; muchos requieren que soportes peso en tus muñecas. Los siguientes son algunos estiramientos básicos y ejercicios de calentamiento que puedes usar para prevenir lesiones y aumentar la flexibilidad:

- Bájate sobre tus manos y rodillas; Coloca tus manos directamente sobre tus hombros y tus rodillas sobre tus caderas. Dobla las manos hacia abajo para que las palmas de las manos estén hacia arriba y los dedos apunten hacia las rodillas. Inhala y mueve tu cuerpo ligeramente hacia adelante, moviéndote suavemente. Espira y retrocede lentamente. Repite este movimiento al menos cuatro veces.

- Mantente erguido y estira tu brazo derecho frente a ti con la palma de la mano hacia abajo. Relaja tu muñeca, dejando caer tus dedos. Usa tu mano izquierda para agarrar estos dedos y jalarlos suavemente hacia tu cuerpo.

- Presiona tus manos una contra la otra como si estuvieras orando. Baja tus manos suavemente hasta que sientas un estiramiento. Mantén el estiramiento durante 10-15 segundos, luego suelta. Repetir

- Sostén los codos contra tus costados con cada mano en un puño suave. Manteniendo los codos contra tus costados, mueve tus muñecas en una figura de ocho movimientos. Continúa este movimiento durante 10 a 15 segundos, luego descansa y repite.

Estiramiento de cuello y hombros

Estirar el área del cuello y los hombros antes de practicar yoga es igualmente importante. Esta es una excelente manera de lubricar y mover las articulaciones del cuello y los hombros sin problemas:

- Comienza en una posición sentada, manteniendo los hombros hacia abajo y la columna recta.

- Mantén tus caderas en el piso, respira y levanta los brazos para que tus dedos apunten hacia el cielo.

- Exhala mientras mueves tu oreja izquierda hacia su hombro izquierdo y baja tu mano izquierda sobre tu cabeza para estirar suavemente tu cuello hacia la izquierda.

- Inhala, estira la cabeza y vuelve a levantar los brazos hacia el cielo.

- Repite el movimiento anterior, pero a la derecha.

- Inhala mientras levantas los brazos y junta los dedos para empujar las palmas hacia el cielo.

- Exhala mientras bajas tus palmas entrelazadas para presionar la parte posterior de tu cuello mientras mueves tu barbilla hacia tu pecho.

Inclinación pélvica

Finalmente, es importante calentar la espalda baja antes de practicar yoga. Tu columna vertebral literalmente apoya el resto de tu cuerpo, por lo que es extremadamente importante calentar los músculos circundantes antes de participar en cualquier actividad de yoga.

Las inclinaciones pélvicas pueden ayudar a aflojar la columna vertebral, especialmente si tu espalda está rígida.

Para realizar una inclinación pélvica:

- Acuéstate de espaldas y flexiona las rodillas.

- Presiona la parte inferior de la espalda contra el suelo, inclina la pelvis hacia arriba y luego suéltela.

- Es ideal para repetir una inclinación de la pelvis durante al menos 15 repeticiones.

Otro gran estiramiento de calentamiento de la columna vertebral para el yoga es el estiramiento de la vaca-gato.

El vaca-gato

Enfoque: vertebras
Nivel: principiante
Tiempo total: 60 segundos
Indicaciones: Discos intervertebrales, órganos abdominales, malestar menstrual; estimula las suprarrenales, riñones
Contraindicaciones: modificación por lesión de cuello

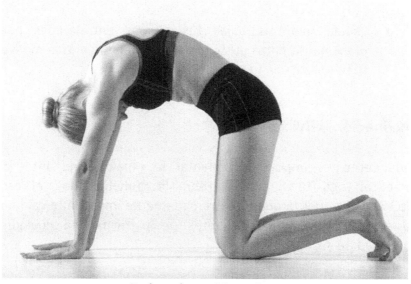

Estiramiento Vaca-Gato

Para llevar a cabo el Vaca-gato:

- Comience a gatas, con tu columna vertebral neutral (recta) y tu cuello estirado. Si tienes una lesión en el cuello, mantén tu cabeza y cuello en esta posición neutral durante todo el ejercicio. Tus rodillas estarán separadas a la altura de la cadera, directamente debajo de las caderas.

- Tus manos se colocarán directamente debajo de tus hombros, con los dedos apuntando hacia adelante. NO bloquees los codos. Si tienes una lesión en la muñeca, flexionar ligeramente los brazos en el codo proporcionará apoyo adicional. Si tu lesión no le permite cargar peso en sus muñecas, apoya tus antebrazos en una silla u otra superficie ligeramente elevada.

La vaca

- Inhala, (opcional: dobla los dedos de los pies en el suelo) mientras relajas el abdomen y deja que se doble hacia abajo.

- A medida que tu espalda media se hunda, levanta la cabeza y mira hacia arriba. Aleja tus hombros de tus orejas.

El gato

- Exhala lentamente a medida que cambia de la posición de la vaca a la del gato. (opcional: relaja tus dedos).

- Permite que tu cabeza baje hasta que cuelgue relajada. Al mismo tiempo, presiona el ombligo hacia arriba, hacia tu columna vertebral, empujando tu espalda hacia una joroba, como un gato arqueando la espalda.

- Esto meterá el coxis e inclinará la parte inferior de la pelvis hacia adelante.

Repite el estiramiento gato-vaca cinco veces, volviendo a la posición neutra de la columna que comenzamos. Con el tiempo, puedes aumentar sus repeticiones hasta 20 en una sola configuración.

Desde la posición neutral de la espalda, puedes hacer la transición fácilmente a un estiramiento de la pierna.

El estiramiento de pierna

- Comenzando a cuatro patas con una espina neutra, apunta los dedos del pie derecho, estira la pierna derecha detrás de ti, levántala hacia el cielo y mantén esta posición durante unos segundos.

- Con la pierna en el aire, flexiona lentamente el pie y manten la posición durante unos segundos.

- Relaja tu pie y regresa tu pierna a la posición inicial.

- Repita este estiramiento con la pierna izquierda.

Ahora, levántate y termina tu sesión de calentamiento con el estiramiento de la pose de la diosa.

La pose de la diosa

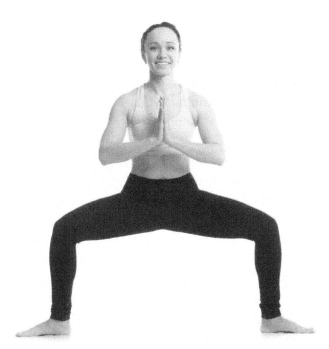

Pose de la diosa

- Comienza en postura de montaña, de pie con los pies juntos, con el torso erguido y alto, levantando toda su columna vertebral hacia arriba a través de la parte superior de tu cabeza, como si tuvieras una cuerda tirando de ella hacia el cielo.

- Levanta los brazos directamente de los costados, con las palmas hacia abajo. Separa las piernas para que tus pies estén directamente debajo de tus muñecas. Una vez que hayas establecido esa distancia, dobla los brazos y apoya las manos en la cintura. Luego, gira los pies ligeramente hacia afuera, a un ángulo de aproximadamente 45 grados.

- Con las manos en la cintura, sienta dónde están las caderas, luego pégalas ligeramente hacia abajo, inclinando la parte inferior de la pelvis hacia adelante.

- Dobla las piernas y deja que la parte superior del cuerpo se hunda ligeramente. Comprueba la distribución de tu peso a través de tus pies. Ajusta tu peso hasta que se divide por igual en todas las partes de ambos pies. No quieres que tus rodillas se hagan hacia adelante; mantener los pies firmemente plantados ayudará a mantener las rodillas alineadas sobre los talones.

- Enderézate de nuevo, ahora que todo está alineado correctamente. Respira de nuevo y baja tu torso otra vez, manteniendo tus caderas metidas. Haz la curva profundamente en la curva, manteniendo las cuatro esquinas de tus pies (el lado del dedo gordo del pie, el lado del dedo pequeño del pie, la parte interna y la parte externa del talón) apoyando tu cuerpo por igual. A medida que te hundas en este estiramiento, tus muslos superiores se acoplarán y comenzarán a extenderse, solo un poco. Mantén tu pecho alto y respira profundamente.

- Estira tus piernas nuevamente, levantando tu torso. Respira profundamente. En una exhalación, dobla tus piernas para bajar tu torso nuevamente, manteniendo tu peso distribuido uniformemente en tus pies. Mete tus caderas y hundete más profundamente en la curva, dejando que tus piernas, desde los dedos de los pies hasta los muslos, apoyen activamente tu cuerpo.

- Ahora, levanta los brazos directamente de tu cintura. Gira los brazos para que tus palmas miren hacia adelante y dobla los codos para levantar las manos hasta que tus dedos apunten hacia arriba. Separa los dedos, mantén los hombros hacia atrás, los codos incluso con los hombros y la cara mirando hacia adelante. Inhala profundamente, luego despacio. Respira de nuevo, luego, mientras exhalas, baja los brazos y estira las piernas; levántate, dejando que la energía levante tu torso a través de esa cuerda que se eleva desde la parte superior de tu cabeza.

Capítulo 4: Yoga para las piernas

El dedo gordo del pie

Enfoque: isquiotibiales
Nivel: Intermedio
Tiempo total: 60 segundos
Indicaciones: Estimula el hígado y los riñones, alivia los dolores de cabeza, insomnio, síntomas de la menopausia.
Contraindicaciones: lesión lumbar, lesión de cuello

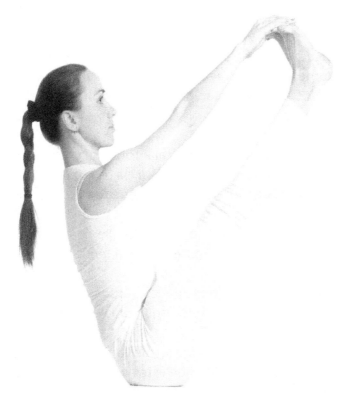

El dedo gordo del pie

La postura del dedo gordo del pie se centra en los isquiotibiales, pero ofrece muchos beneficios adicionales sorprendentes. Estira tus pantorrillas y muslos mientras energiza su hígado y riñones. También puede ayudar a mejorar tu digestión. Para las mujeres, el dedo gordo del pie puede ayudar a aliviar los síntomas de la menopausia y puede ayudar a cualquier dolor de cabeza o insomnio.

Nota: puedes realizar esta pose de yoga sentado o de pie. Estas instrucciones son para la postura de pie, que requiere menos equilibrio y es un poco más fácil de completar.

- Párate con tus pies a seis pulgadas de distancia. Eleva tus rodillas tensando los músculos de la parte frontal del muslo. Sin doblar las rodillas, exhala y dobla tu cuerpo hacia delante en las caderas, bajando los brazos hasta que puedas alcanzar tus pies. Mantén tus hombros bajos, lejos de tus orejas.

- Coloca tu dedo índice y medio a cada lado de su dedo gordo del pie y agarra tu dedo del pie envolviendo tus dedos con tu pulgar mientras presionas tus dedos en el suelo.

- Inhala, expandiendo tu caja torácica y manteniendo tu espalda recta. Sin redondear la espalda, endereza los brazos. Extiende la parte frontal de tu cuerpo y exhala.

- Relaja la frente y deja que tu cuello se extienda en línea recta desde la columna vertebral mientras exhala.

- Inhala, sosteniendo los dedos gordos. En cada exhalación, relaja los músculos de los isquiotibiales más lejos.

- Para salir de esta postura, suelta los dedos de los pies y levante el torso hasta que estés de pie, con los brazos a los lados.

Mano extendida a dedo gordo del pie

Enfoque: Tobillos
Nivel: Intermedio
Tiempo total: 30 segundos

Indicaciones: mejorar el equilibrio, calma la mente, mejorar el enfoque
Contraindicaciones: problemas de espalda baja, lesión de tobillo.

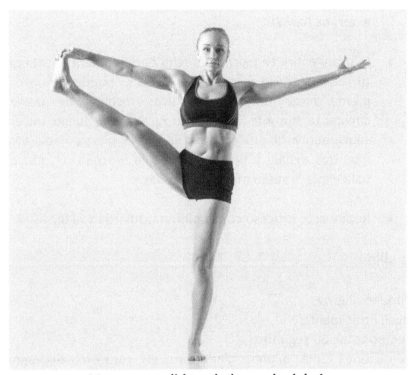

Mano extendida a dedo gordo del pie

La mano extendida hacia el dedo gordo del pie es ideal para aumentar la fuerza en las piernas y los tobillos mientras estiras la parte posterior de las piernas. Puede estabilizar tu equilibrio. Si alguna vez has sufrido una lesión en la parte baja de la espalda o una lesión en el tobillo, debes evitar esta postura.

- Comienza de pie en posición de montaña. Permanece erguido y recto con los pies lo suficientemente separados para sentirte estable. Establece una conexión sólida con el suelo cambiando tu distribución de peso para que se divida por igual entre la base de tus dedos gordos, la base de tus dedos pequeños y los lados izquierdo y derecho de tus talones.

- Desde allí, levanta la rodilla derecha hacia el ombligo. Alcanza tu brazo derecho dentro de su muslo y toma el borde externo de tu pie derecho. Tensa los músculos de la parte frontal del muslo izquierdo y mueve los muslos externos hacia ti

- Inhala y estira tu pierna derecha hacia adelante hasta que tu rodilla esté lo más recta posible. Si puedes, mueve tu pierna hacia un lado mientras respiras de manera constante durante 30 segundos. Respira, luego invierte suavemente el proceso, moviendo la pierna hacia atrás mientras exhala y flexiona la rodilla. Respira de nuevo y baja el pie al suelo mientras exhalas.

- Repite este proceso con la pierna izquierda y el brazo.

La silla

Enfoque: Piernas
Nivel: Principiante
Tiempo total: 60 segundos
Indicaciones: pie plano; Energizar el corazón, diafragma, intestinos.
Contraindicaciones: lesión reciente en hombros, espalda, cadera, rodillas.

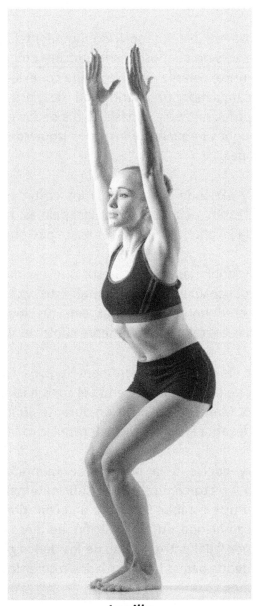

La silla

- La postura de la silla fortalece tus pantorrillas, tobillos, muslos y columna vertebral mientras estira tu pecho y hombros. Es excelente para tratar los pies planos y puede energizar tu corazón, órganos abdominales y diafragma. Te sugiero que te pares cerca de una pared, en caso de que necesites apoyo de equilibrio.

- Comienza de pie en posición de montaña. Permanece erguido y recto con los pies lo suficientemente separados para sentirte estable. Establece una conexión sólida con el suelo cambiando tu distribución de peso para que se divida por igual entre la base de tus dedos gordos, la base de tus dedos pequeños y los lados izquierdo y derecho de tus talones.

- Inhala y extiende tus brazos a los costados. Cuando tus brazos estén estirados, gira las palmas hacia arriba y continúa levantando los brazos hasta que queden rectos.

- Espira y dobla las rodillas hasta que tus muslos estén lo más cerca posible de la horizontal. Esto ocurrirá cuando tu pecho cree un ángulo recto con tus muslos mientras presionas tus talones firmemente contra el suelo.

- Mantén los omóplatos ligeramente rígidos y alarga la parte inferior de la espalda moviendo el coxis hacia abajo y hacia adentro. Manten esta posición durante 30 a 60 segundos. Inhala, levanta los brazos y endereza las rodillas.

- Espira y vuelve a la postura de montaña. Permanece erguido y recto con los pies lo suficientemente separados para sentirte estable. Establece una conexión sólida con el suelo cambiando su distribución de peso para que se divida por igual entre la base de los dedos gordos, la base de los dedos pequeños y los lados izquierdo y derecho de los talones.

El arbol

Enfoque: Piernas bajas
Nivel: Principiante
Tiempo total: 30 to 60 segundos
Indicaciones: Pies planos, ciatica

ContraIndicaciones: Dolores de cabeza, presión arterial baja, insomnio; modificación para la presión arterial alta.

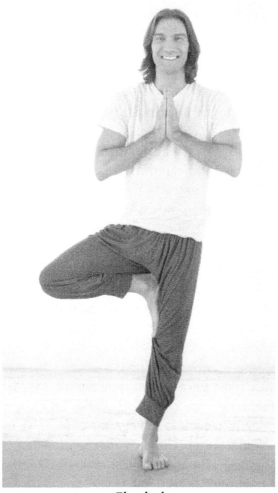

El arbol

El Árbol aumenta la fuerza en la parte inferior de las piernas, específicamente en los tobillos, los muslos y las pantorrillas, así como la columna vertebral. También estira los hombros, el pecho, los muslos internos y la ingle. La postura del árbol puede mejorar tu equilibrio y aliviar los pies planos. Es una excelente primera posición de pie para dominar, ya que prepara tu cuerpo para enfrentar las posturas de pie más desafiantes.

Los principiantes pueden tener dificultades para evitar que tu pie se deslice por la pierna al principio. Puede ayudarte apoyando tu rodilla contra una pared hasta que tu equilibrio esté más firmemente establecido. Si sufres de dolores de cabeza, presión arterial baja o insomnio, debes evitar esta postura. Si sufres de presión arterial alta, simplemente no levantes los brazos sobre la cabeza.

- Comienza de pie en la postura de la montaña. Permanece erguido y recto con los pies lo suficientemente separados para sentirte estable. Establece una conexión sólida con el suelo cambiando su distribución de peso para que se divida por igual entre la base de los dedos gordos, la base de los dedos pequeños y los lados izquierdo y derecho de los talones.

- Conduce tu pie izquierdo interior firmemente en el suelo, desplazando tu peso hacia el lado izquierdo. Cuando hayas establecido el equilibrio en la pierna izquierda, dobla la rodilla derecha, baja la mano derecha y toma el tobillo derecho.

- Levanta el pie derecho sobre la pierna opuesta, colocando la planta del pie contra el muslo izquierdo. Si puedes flexionar la pierna lo suficiente, empuja el talón hacia el lado izquierdo de la ingle y mantén los dedos de los pies apuntando hacia abajo, hacia el suelo. Tu abdomen debe estar centrado sobre tu pie izquierdo.

- Tu pelvis debe estar en una posición neutral, incluso y ni inclinada hacia adelante ni hacia atrás. Coloca tus manos en la parte superior de la pelvis. Alarga tu coxis hacia el suelo. Presiona la planta del pie derecho contra el muslo izquierdo y resiste con la fuerza opuesta de la pierna izquierda. Presiona tus manos juntas en forma de un sello de saludo y mira al frente.

- Mantente en esta posición durante 30 a 60 segundos.

- Exhala y vuelve a colocar el pie derecho en el suelo, asumiendo una postura de montaña. Permanece erguido y recto con los pies lo suficientemente separados para sentirte estable. Establece una conexión sólida con el suelo cambiando tu distribución de peso para que se divida por igual entre la base de tus dedos gordos, la base de tus dedos pequeños y los lados izquierdo y derecho de tus talones. Respira lentamente, permitiendo que tu pecho se expanda completamente, luego exhala aún más lentamente.

- Repite el proceso para tu pie izquierdo

El fácil

Enfoque: Rodillas, tobillos, columna
Nivel: Principiante
Tiempo total: Variable
Indicaciones: calmar la mente
Contraindicaciones: lesión de rodilla y cadera

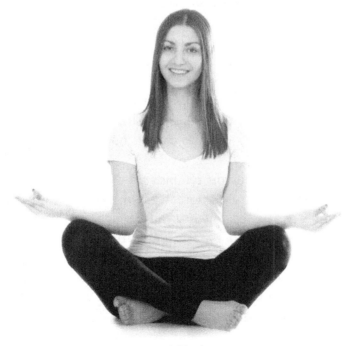

El fácil

La postura fácil se enfoca en la parte inferior de las piernas, específicamente en las rodillas y los tobillos, al mismo tiempo que fortalece la espalda. También se ha encontrado para calmar el cerebro. Los principiantes pueden encontrar útil usar la ayuda de un bloque de yoga para esta postura al sentarse cerca de una pared y colocar el bloque en el espacio entre los omóplatos y la pared. También necesitarás una sábana gruesa o una manta para esta postura.

- Dobla una manta en un modo de soporte que tenga unos pocos centímetros de grosor. Siéntate con las piernas cruzadas y coloque la manta debajo de las caderas.

- Coloca tus manos, con las palmas hacia abajo, sobre tus muslos mientras gira ambos muslos ligeramente hacia adentro y presiona hacia abajo en el suelo. Sostén esto por dos respiraciones completas.

- Continúa sosteniéndolo mientras colocas tus pulgares debajo del borde de tus axilas y deja que la fuerza hacia arriba levante todo tu torso hasta que tu cabeza esté directamente sobre tu corazón, que está directamente sobre tus caderas.

- Coloca las partes superiores de tus pantorrillas una sobre la otra, expande tus rodillas, coloca cada pie detrás de tu rodilla opuesta y junta las piernas hacia tu cuerpo.

- Apoya los bordes de tus pies en el suelo y asegúrate de que tus arcos interiores estén contra tus espinillas inferiores. Tus espinillas y muslos deben crear una forma triangular con un espacio entre tus pies y tu abdomen. Asegúrate de que tu abdomen esté en una posición relajada. Apoya tus manos en tus rodillas y alarga tu coxis hacia el suelo. Tensa los omóplatos, tirándolos hacia tu columna sin arquear la espalda.

- Permanece en esta posición todo el tiempo que desees. Si planeas realizar esta postura regularmente, te recomiendo alternar la forma en que cruzas las espinillas (es decir, a la derecha sobre la izquierda y luego a la izquierda la próxima vez)

El Triángulo extendido

Enfoque: Piernas inferiores
Nivel: Intermedio
Tiempo total: 30 a 60 segundos
Indicaciones: digestión, dolor de espalda (especialmente si está embarazada)
Contraindicaciones: diarrea, cefalea, presión arterial baja.

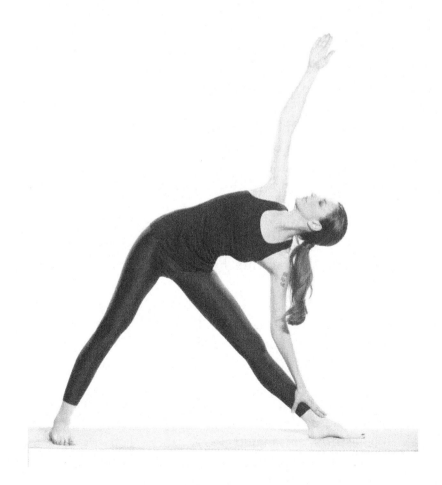

El Triangulo extendido

El triángulo extendido te ayuda a estirarte y desarrollar fuerza en tus tobillos, rodillas y muslos mientras energiza tus órganos abdominales. También puede estirar los hombros, la columna vertebral, el pecho, los isquiotibiales, las caderas, las pantorrillas y la ingle. El triángulo extendido puede ayudar a mejorar la digestión de su cuerpo y puede ayudar a aliviar el dolor de espalda, especialmente para las mujeres embarazadas. Los principiantes pueden encontrar útil realizar esta postura contra una pared para mantener el equilibrio.

Puedes usar el triángulo extendido como preparación para posturas invertidas o doblarte hacia delante. Si sufres de diarrea, dolores de cabeza o presión arterial baja, debes evitar esta postura. Si tienes problemas de equilibrio, no dudes en mantener un muro detrás de ti para recibir apoyo. Si sufres de presión arterial alta, asegúrate de mirar hacia el suelo en la posición final. Si experimentas problemas en el cuello, mantén tu mirada hacia adelante en lugar de mirar hacia arriba.

- Comienza de pie en posición de montaña. Permanece erguido y recto con los pies lo suficientemente separados para sentirte estable. Establece una conexión sólida con el suelo cambiando su distribución de peso para que se divida por igual entre la base de tus dedos gordos, la base de tus dedos pequeños y los lados izquierdo y derecho de tus talones. Respira profunda y completamente, y luego, incluso más lentamente, hacia afuera.

- Respira de nuevo. Exhala y separa los pies hasta que estén separados por tres pies. Estira los brazos hacia los costados, manteniendo los omóplatos anchos, el pecho alto y las palmas de las manos mirando hacia el suelo.

- Gira tu pie izquierdo ligeramente hacia la derecha. Gira tu pierna derecha hacia afuera desde tu cadera hasta que tu pie esté en un ángulo de 90 grados con respecto a tu torso. Asegúrate de que las plantas de los pies estén firmemente conectadas al suelo en los lados izquierdo y derecho de los dedos y los talones.

- Tu rótula derecha debe estar alineada con la mitad de tu tobillo derecho. Exhala y estira tu cuerpo sobre la pierna derecha mientras cuida las caderas y no la cintura. Mientras haces esto, presiona simultáneamente tu talón izquierdo contra el suelo. Gira el torso ligeramente hacia la derecha, manteniendo tu longitud uniformemente distribuida. Permite que tu cadera izquierda se mueva ligeramente hacia adelante y permita que tu coxis se alargue hacia tu talón izquierdo.

- Coloca tu mano derecha en la parte inferior de la pierna, el tobillo o el suelo, dependiendo de tu nivel de comodidad y capacidad para mantener los lados de tu cuerpo parejos. Alcanza el brazo izquierdo directamente hacia el cielo y alinéalo con la parte superior de tus hombros. Puedes dejar que tu cabeza permanezca en tu lugar o puedes girarla hacia la izquierda y mirar hacia la mano izquierda.

- Mantente en esta posición durante 30 a 60 segundos.

- Para liberarse de esta postura, respira y levanta su torso, volviendo a la postura de montaña: Párate derecho y recto con los pies lo suficientemente separados como para sentirse estable. Establece una conexión sólida con el suelo cambiando tu distribución de peso para que se divida por igual entre la base de tus dedos gordos, la base de tus dedos pequeños y los lados izquierdo y derecho de tus talones.

- Repita el proceso, esta vez inclinándose hacia la izquierda.

El bailarín

Enfoque: Tobillos
Nivel: Avanzado

Tiempo total: 10-30 segundos
Indicaciones: Equilibrio, hombros, pecho, ingle, abdomen.
Contraindicaciones: lesión de tobillo, brazo, codo, rodilla, espalda baja

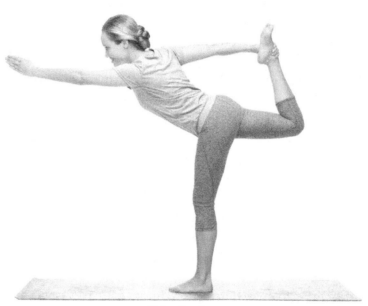

El bailarín

El bailarín se centra en aumentar la fuerza en los tobillos y las piernas, mientras que al mismo tiempo estira el pecho, los hombros, el abdomen, los muslos y la ingle. Puede ayudar a mejorar tu equilibrio. Los principiantes en esta postura pueden encontrar difícil equilibrarse; No dudes en buscar la ayuda de un muro para obtener apoyo adicional. A menudo, un ligero toque en una superficie estable puede engañar a tu cuerpo para que pienses que tiene otro punto de contacto sólido, lo que le permite mantener tu equilibrio más fácilmente.

- Comienza de pie en posición de montaña. Permanece erguido y recto con los pies lo suficientemente separados para sentirte estable. Establece una conexión sólida con el suelo cambiando tu distribución de peso para que se divida por igual entre la base de tus dedos gordos, la base de tus dedos pequeños y los lados izquierdo y derecho de tus talones.

- Respira, mantén el equilibrio con el pie derecho y levanta el pie izquierdo del suelo doblando la rodilla y levantando el pie hacia la parte posterior. Presiona la parte superior de tu muslo derecho contra tu articulación de cadera y levanta la rótula.

- Mientras mantienes tu cuerpo en posición vertical, estírate detrás de tu cuerpo y toma tu pie exterior con la mano izquierda. Al mismo tiempo, levanta tu pubis hacia tu abdomen y baja tu coxis hacia el suelo para evitar acortar tu espalda.

- Comienza a levantar tu pie izquierdo hacia arriba y lejos de tu cuerpo. Estira tu muslo izquierdo lejos de ti hasta que esté paralelo al suelo. Al mismo tiempo, extiende tu brazo derecho frente a ti, también paralelo al suelo.

- Permanece en esta posición durante hasta 30 segundos, respirando profunda y constantemente.

- Para liberarte de esta postura, suelta el pie, llévalo al suelo.

- Regresa a la postura de montaña. Permanece erguido y recto con los pies lo suficientemente separados para sentirte estable. Establece una conexión sólida con el suelo cambiando su distribución de peso para que se divida por igual entre la base de tus dedos gordos, la base de tus dedos pequeños y los lados izquierdo y derecho de tus talones.

- Repite el proceso con el pie derecho.

El Angulo lateral extendido

Enfoque: Tobillos y rodillas
Nivel: Intermedio
Tiempo total: 60 segundos
Indicaciones: dolores menstruales e infertilidad (mujeres), estreñimiento, ciática
Contraindicaciones: presión arterial (alta o baja), insomnio, cefalea, modificación por lesión cervical

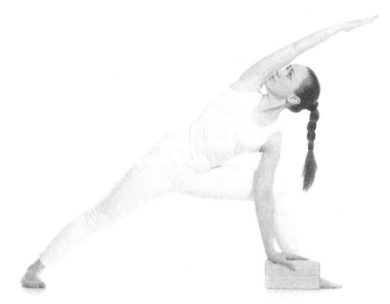

El Angulo lateral extendido

El ángulo lateral extendido se enfoca en aumentar la fuerza y estirar las piernas, pero también puede aportar beneficios terapéuticos a tu espalda. Para las mujeres, esta postura puede aliviar los dolores menstruales y la infertilidad. Puede abrir tu pecho, abdomen, hombros y pulmones. A los principiantes les puede resultar útil realizar esta postura con el pie extendido contra una pared para evitar el deslizamiento. Si padeces problemas de presión arterial, insomnio o dolores de cabeza, debes evitar el ángulo lateral extendido. Si sufres de problemas en el cuello o lesiones en el cuello, debes evitar girar la cabeza hacia arriba; En cambio, mira hacia el frente o hacia abajo al suelo.

- Comenzar en pose de montaña. Permanece erguido y recto, esta vez con los pies separados por unos tres pies.

Establece una conexión sólida con el suelo cambiando tu distribución de peso para que se divida por igual entre la base de sus dedos gordos, la base de sus dedos pequeños y los lados izquierdo y derecho de tus talones.

- Levanta los brazos hacia los costados con las palmas hacia abajo; Extiéndete directamente a través de las puntas de tus dedos, manteniendo tus hombros anchos y bajos.

- Gira el pie izquierdo ligeramente hacia la derecha y gira el pie derecho 90 grados hacia afuera, incluso cuando gira la pierna derecha hacia afuera hasta que la parte superior o la rodilla estén estiradas hacia los dedos del pie derecho. Gira tu cadera izquierda un poco hacia la derecha, pero mantén tu torso recto.

- Presiona tu talón izquierdo contra el suelo levantando la ingle interior izquierda hacia tu abdomen. Exhala y dobla la rodilla derecha sobre el tobillo derecho. Deja que tu rodilla se extienda hacia tus dedos de los pies, pero nunca más allá de ellos.

- Mantén tu pecho abierto y tus hombros hacia atrás. Alcanza el brazo izquierdo hacia el cielo con la palma de la mano hacia la derecha. Mete tus caderas ligeramente debajo de ti.

- Alarga todo el lado izquierdo de tu cuerpo para estirarlo desde el talón izquierdo hasta las puntas de tus dedos. Manteniendo tu talón izquierdo en el suelo, espira mientras te estiras hacia la derecha, alcanzando con la punta de tus dedos izquierdos. Deja que tu brazo derecho se relaje hacia abajo, bajando frente a tu pierna derecha.

- Deja que tu lado izquierdo continúe estirándose hacia la derecha, bajando tu torso hacia tu muslo derecho. Mantén tus caderas metidas debajo y la parte superior de tus hombros en posición vertical. Resiste la tendencia a girar tu hombro izquierdo hacia adelante presionando la parte posterior de tu brazo derecho contra tu muslo. Estírate tan lejos como tu cuerpo te deje sin girarte. Si tu mano derecha puede alcanzar el piso, presiona los dedos hacia abajo, justo al lado de tu empeine derecho.

- Continúa estirando tu lado izquierdo durante varias respiraciones. Luego, inhala, empuja hacia arriba con la mano derecha sobre el muslo mientras enderezas la pierna derecha y levantas el torso hacia arriba, dejando que los brazos bajen hacia los lados.

- Regresa a la postura de montaña. Permanece erguido y recto con los pies lo suficientemente separados para sentirte estable. Establece una conexión sólida con el suelo cambiando tu distribución de peso para que se divida por igual entre la base de tus dedos gordos, la base de tus dedos pequeños y los lados izquierdo y derecho de tus talones.

- Repite todo este proceso, esta vez estirándote hacia tu lado izquierdo.

El Angulo lateral invertido

Enfoque: Rodillas, Tobillos
Nivel: Intermedio
Tiempo total: 30-60 segundos
Indicaciones: digestión, infertilidad
Contraindicaciones: presión arterial (alta o baja), insomnio, dolores de cabeza

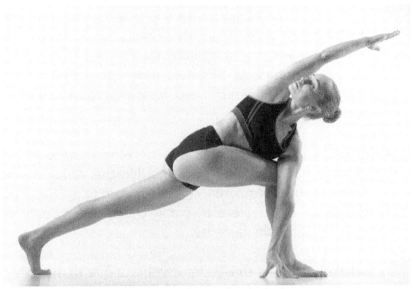

El Angulo lateral invertido

El ángulo lateral invertido se enfoca en aumentar la fuerza en tus rodillas y tobillos mientras estiras los hombros, el pecho, los pulmones, la columna vertebral y la ingle. Puedes energizar tus órganos abdominales y mejorar tu digestión, resistencia y equilibrio. Muchas personas creen que el ángulo lateral girado puede ayudar a recuperarse del estreñimiento, el dolor de espalda, la osteoporosis y la infertilidad. Quienes hayan experimentado problemas de presión arterial, insomnio o dolor de cabeza deben evitar esta postura. Si eres propenso a tener problemas en el cuello, mira hacia adelante o hacia abajo en el suelo en lugar de mirar hacia arriba.

- Comienza de pie en posición de montaña. Permanece erguido y recto con los pies lo suficientemente separados para sentirte estable. Establezca una conexión sólida con el suelo cambiando tu distribución de peso para que se divida por igual entre la base de tus dedos gordos, la base de tus dedos pequeños y los lados izquierdo y derecho de tus talones. Respira profundamente.

- Exhala, coloca las manos en las caderas y retrocede con la pierna izquierda hacia una estocada. Coloca tu pie derecho en un ángulo de 45 grados hacia la derecha y apunta el pie izquierdo ligeramente hacia la derecha. Alinea los talones, tensa los muslos y gira el muslo derecho ligeramente hacia afuera. La mitad de tu rótula debe estar directamente sobre tu tobillo derecho, no inclinado hacia adentro o hacia afuera.

- Exhala y gira el torso hacia la derecha hasta que esté mirando por encima de tu pierna derecha. Al hacer esto, levanta el talón izquierdo y gira la bola de tu pie hasta que el interior de tu pie esté paralelo al interior de tu pie derecho. Inhala lentamente.

- Exhala y dobla tu rodilla derecha hasta que tu muslo esté paralelo al suelo. tu espinilla derecha debe estar vertical en este punto, con tu rodilla directamente sobre tu talón. Al mismo tiempo, presiona tu muslo izquierdo hacia el cielo y estírate profundamente a través de tu talón izquierdo mientras metes tu coxis.

- Espira de nuevo, gira el torso más hacia la derecha y baja el hombro izquierdo hacia la pierna derecha. Baja tu brazo izquierdo hacia la derecha de tu pierna, usando la presión de tu brazo contra tu muslo para ayudar a torcer más los hombros. Tira de tus omóplatos hacia abajo y hacia atrás. El objetivo es bajar el brazo izquierdo hasta el punto donde se encuentra con el hombro, pero escucha a tu cuerpo. Puedes sentir malestar, pero nunca debes de sentir dolor.

- Continúa estirando tu torso durante varias respiraciones.

- Para liberarse de esta postura, respira, levanta el torso mientras exhalas.

- Regresa a la postura de la montaña. Permanece erguido y recto con los pies lo suficientemente separados para sentirte estable. Establece una conexión sólida con el suelo cambiando tu distribución de peso para que se divida por igual entre la base de tus dedos gordos, la base de tus dedos pequeños y los lados izquierdo y derecho de tus talones.

- Después de descansar en posición de la montaña durante unas cuantas respiraciones lentas y completas, repite el proceso, esta vez flexionándose sobre la pierna izquierda.

Piernas sobre la pared

Enfoque: Piernas y pies
Nivel: principiante
Tiempo total: hasta 15 minutos
Indicaciones: digestión, hipertensión, respiración
Contraindicaciones: lesión en el ojo, problemas con la espalda o cuello

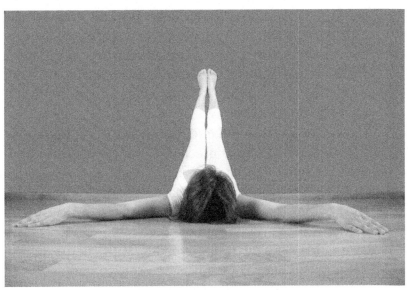

Piernas sobre la pared

La postura de las piernas sobre la pared se enfoca en estirar la parte posterior de las piernas y el cuello, así como la parte frontal de tu cuerpo. Puede tratar piernas y pies tensas mientras alivia dolores de espalda leves. Los expertos acreditan esta postura con el alivio de una serie de afecciones que incluyen artritis, problemas de presión arterial, insomnio, síntomas relacionados con la menstruación, dolores de cabeza y problemas digestivos/respiratorios. Existen creencias contradictorias con respecto a si las mujeres que experimentan la menstruación deberían realizar esta postura. Consulta con un instructor experimentado si tienes preguntas. Las personas con problemas en los ojos, la espalda o el cuello deben evitar esta postura por completo.

Para realizar las piernas en la posición de la pared, necesitarás un soporte como una manta gruesa y doblada. También necesitarás una pared en la que puedas levantar las piernas.

- Lo primero que deberás hacer es averiguar dónde y cómo colocar tu apoyo. Está destinado a levantar tu espalda del suelo debajo de tu cintura. Si estás muy rígido, es posible que necesites menos apoyo, pero colócalo más lejos de la pared. Cuanto más flexibles sean tus caderas, piernas y espalda, más alto será el soporte que puedes tolerar y más cerca podrás acercarte a la pared. Querrás experimentar hasta que descubras qué es lo más cómodo para ti.

- Un buen punto de partida es colocar tu soporte a medio pie de distancia de la pared. Siéntate junto al borde de tu soporte con el lado derecho de tu cuerpo tocando la pared. Exhala y rueda sobre tus caderas hasta que tu hombro toque el suelo. Rueda de espaldas a la derecha, levantando las piernas hacia la pared. Tu cabeza y hombros descansarán ligeramente en el suelo y el arco en su espalda se apoyará firmemente. Si tu cuerpo se retira del soporte, puedes modificar tu posición para evitar que esto ocurra.

- Tus caderas quedarán en el espacio entre el soporte y la pared. Levanta la cabeza y deja que se hunda hacia abajo, haciendo que tu cuello sea una extensión recta de tu espalda. Inhala y deja que tu pecho suba y tus costillas se expandan. Deja que tus omóplatos se separen en cualquier dirección que se aleje de tu espina dorsal y deja que sus brazos y manos descansen en el suelo directamente a tus lados.

- Tensa ligeramente las piernas para mantenerlas en su lugar a lo largo de la pared. Deja que la parte superior de tus muslos se relajen. Vuelve tu mirada hacia tu corazón.

- Permanece en esta posición durante cinco minutos, respirando profunda y constantemente. Con el tiempo, podrás durar hasta 15 minutos completos en esta posición.

- Para soltar, mueve su cuerpo del soporte girando sobre tu lado derecho, bajando las piernas al suelo. Permanece de lado para respirar antes de inhalar mientras te sientas nuevamente. Usa tus brazos para empujar tu torso en una posición sentada, con tu pierna izquierda a lo largo de la pared.

Estocada creciente

Enfoque: Piernas, Brazos
Nivel: Principiante
Tiempo total: N/A
Indicaciones: Ciatica, digestion
Contraindicaciones: lesión de rodilla (precaución), modificación para lesión de cuello

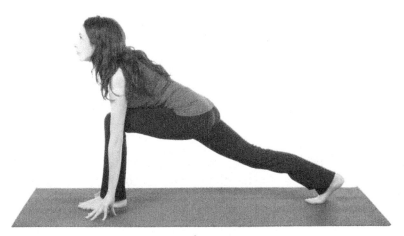

La estocada creciente

La estocada alta, también conocida como estocada de pierna recta o estocada creciente, ayuda a desarrollar fuerza en tus piernas y brazos mientras simultáneamente estira tu ingle. Los expertos acreditan esta postura con el tratamiento exitoso de la ciática, el estreñimiento y la indigestión. Si alguna vez has experimentado una lesión importante en la rodilla, debes abordar esta postura con mucha precaución. Si sufres de problemas en el cuello, puedes modificar la estocada alta mirando al suelo en lugar de mirar hacia el centro de la habitación.

- Desde una flexión delantera, doble las rodillas, respira y pon el pie izquierdo detrás de ti hasta que puedas hacer un ángulo recto con el pie derecho y mantén la bola de tu pie izquierdo en el suelo.

- Apoya tu cuerpo sobre tu muslo derecho y extiéndelo hacia adelante mientras miras hacia el frente. Al mismo tiempo, tensa tu muslo izquierdo y condúcelo hacia el cielo mientras mantienes tu rodilla izquierda estabilizada por encima de tu talón (nunca te pares con tu rodilla delante de tu pie). Estira tu pierna izquierda empujando tu talón izquierdo hacia el suelo.

- Espira y devuelve tu pie derecho al lado de tu izquierda.

- Repite este proceso, retrocediendo con tu pie derecho.

La guirnalda

Enfoque: Piernas
Nivel: Principiante
Tiempo total: 30 a 60 segundos
Indicaciones: digestion, metabolismo
Contraindicaciones: lesión de espalda baja, tobillo, rodilla o cadera

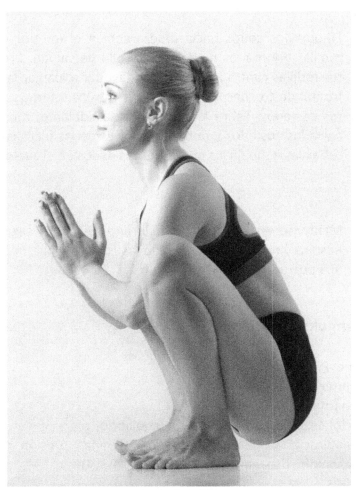

La guirnalda

La postura de la guirnalda ayuda a estirar la ingle, los tobillos y la espalda mientras tonifica el estómago. A los principiantes les puede resultar útil sentarse en el borde de una silla en lugar de ponerse en cuclillas. Tus muslos y la parte superior del cuerpo deben crear un ángulo de 90 grados y las plantas de los pies deben estar ligeramente por delante de las rodillas.

- Comienza agachándose con los pies juntos y los talones en el suelo. Separa tus muslos hasta que estén más allá del ancho de tus hombros. Exhala, inclina tu torso hacia delante hasta que quede entre tus muslos.

- Empuja los codos hacia afuera contra el interior de las rodillas y junta las manos en el sello de saludo. Presiona tus rodillas contra los codos para ayudar a alargar la parte frontal de tu cuerpo. Presiona tus muslos internos contra tus costados. Estira los brazos hacia adelante, muévelos hacia los costados y dobla los frentes de las piernas hacia tus axilas. Empuja las puntas de tus dedos en el suelo.

- Mantente en esta posición durante 30 a 60 segundos. Respira y relájate enderezando las rodillas y parándote en una postura de pie hacia delante.

El triángulo invertido

Enfoque: Piernas
Nivel: Intermedio
Tiempo total: 30 a 60 segundos
Indicaciones: digestión, respiración, equilibrio.
Contraindicaciones: lesión de espalda, migrañas, presión arterial baja, insomnio, diarrea.

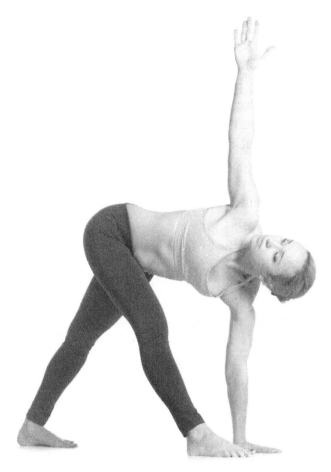

El triangulo invertido

El triángulo invertido se enfoca en estirar y desarrollar fuerza a lo largo de tus piernas. Al mismo tiempo, abre la columna vertebral y las caderas. Puede mejorar y energizar tu respiración abriendo tu pecho y estimulando tus órganos abdominales. Los expertos creen que el triángulo girado puede ayudar con el estreñimiento y la ciática, puede mejorar la digestión, ayudar con el dolor de espalda y mejorar el equilibrio.

Los principiantes pueden encontrar útil acercarse a esta postura con una postura estrecha y usar la ayuda de una pared para asegurar su talón trasero en su lugar. Si alguna vez has tenido una lesión en la columna vertebral o la espalda, debes evitar el triángulo invertido. Las personas con migrañas, presión arterial baja, insomnio, dolores de cabeza o diarrea también deben evitar esta postura.

- Comienza de pie en posición de montaña. Permanece erguido y recto, esta vez con tus pies separados aproximadamente tres pies. Establece una conexión sólida con el suelo cambiando tu distribución de peso para que se divida por igual entre la base de tus dedos gordos, la base de tus dedos pequeños y los lados izquierdo y derecho de tus talones. Respira profundamente.

- Levanta los brazos paralelos al suelo con las palmas hacia abajo. Estira ambos brazos hacia afuera de tus costados; Esto ensanchará tus omóplatos.

- Manteniendo tus piernas rectas, gira hacia la derecha sobre las bolas de tus pies; Luego planta tus talones en el suelo. Para estabilizar tu equilibrio, levanta los dedos de los pies y apunta el pie izquierdo ligeramente hacia la izquierda. Levanta los dedos de tu pie derecho y apunta tu pie derecho ligeramente hacia la derecha.

- Exhala nuevamente, gira tu cuerpo aún más hacia la derecha y baja el torso sobre la pierna delantera. Coloca tu mano izquierda en el suelo a cada lado de tu pie. Deja que tu cadera izquierda se incline hacia el suelo. Si tu cadera derecha se eleva hacia tu hombro cuando hagas esto, presiona la parte externa de tu muslo derecho hacia la izquierda; Esto debería alejar tu cadera de tu hombro. Si es necesario, puedes empujar tu pulgar derecho en la cadera para ayudar a que tu cuerpo se mueva correctamente.

- Los recién llegados a esta postura deben mantener la cabeza firme y mirar hacia adelante o hacia el suelo. Las personas más experimentadas pueden girar la cabeza para mirar su pulgar.

- Presiona tus brazos lejos de tu cuerpo con fuerza a través de la mitad de tu espalda. Lleva el peso de tu cuerpo sobre tus talones y sobre tu mano delantera.

- Manténte en esta posición durante 30 a 60 segundos. Exhala, libera tu cuerpo de la torsión, respira y mueva su cuerpo hacia arriba.

- Repite este proceso, esta vez girando a tu izquierda.

El guerrero

Enfoque: Piernas bajas
Nivel: Principiantes
Tiempo total: 30 a 60 segundos
Indicaciones: Ciática, circulación, respiración
Contraindicaciones: Hipertensión arterial, problemas cardiacos, modificaciones por lesión al hombro o cuello

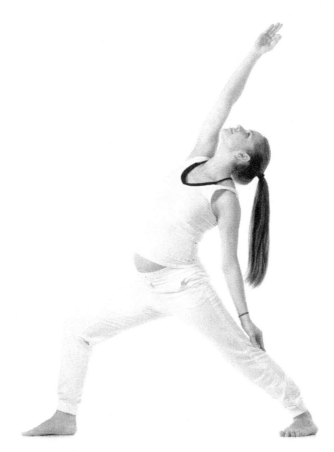

El guerrero

La postura del guerrero aumenta la fuerza en la parte inferior de las piernas, los brazos, los hombros y los músculos de la espalda mientras estira la ingle, el estómago, los pulmones, el pecho, los hombros y el cuello. Es un gran calentamiento antes de abordar otras posturas que involucran doblar la espalda. El guerrero es genial para tratar la ciática.

A los principiantes les puede resultar útil levantar el talón de la espalda en un bloque para ayudar a mantenerse a tierra en esta postura. Si experimentas presión arterial alta o tienes problemas cardíacos, debes evitar esta postura o consultar con un instructor de yoga experimentado antes de usarla. Los que sufren de complicaciones en el hombro deben mantener tus brazos horizontales en todo momento. Si sufres complicaciones en el cuello, debes mantener el cuello recto y evitar mirar hacia arriba.

- Comienza de pie en posición de la montaña. Exhala y da un paso adelante con tu pierna derecha, plantando tu pie unos tres pies por delante de la pierna izquierda, con tu rodilla derecha doblada y tu talón izquierdo plantado en el suelo.

- Apunta los dedos del pie izquierdo ligeramente hacia la izquierda y los dedos del pie derecho ligeramente hacia la derecha. Esto ayudará a estabilizar tu equilibrio.

- Levanta el brazo derecho hacia el cielo con la palma de la mano hacia la izquierda. Tira de tus omóplatos juntos y hacia abajo.

- Manteniendo el talón izquierdo empujado contra el suelo, exhala y dobla la rodilla derecha sobre el tobillo derecho hasta que tu espinilla quede perpendicular al suelo. Estírate a través de tus brazos y levanta tu caja torácica lejos de tu abdomen. Con este movimiento, debes sentir que tu pecho, estómago y la parte posterior de tus brazos y piernas se elevan. Puedes mantener la cabeza en tu lugar y mirar hacia el frente o puedes voltear el cuello para mirar tu mano derecha.

- Mantente en esta posición durante 30 a 60 segundos.

- Para liberarse de esta postura, presiona tus talones contra el suelo y estira la rodilla derecha mientras estira activamente el brazo derecho hacia arriba y hacia atrás. Retrocede, poniendo tu pierna derecha al lado de la mano derecha. Ambos pies deben girarse hacia adelante.

- Respira un par de veces y luego repite, avanzando con la pierna izquierda.

El guerrero 2

Enfoque: Tobillos
Nivel: Principiante
Tiempo total: 30 a 60 segundos
Indicaciones: dolor de espalda, síndrome del túnel carpiano, osteoporosis
Contraindicaciones: diarrea, hipertensión arterial, modificación por lesión cervical

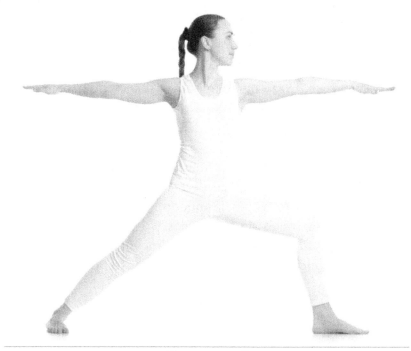

El guerrero 2

La postura del Guerrero 2 se centra en aumentar la fuerza en las piernas y los tobillos mientras estira los hombros, el pecho, los pulmones y la ingle. Puede energizar tus órganos abdominales, mejorar su resistencia, tratar el dolor de espalda y aliviar el dolor causado por el síndrome del túnel carpiano, la osteoporosis y los pies planos. Aquellos que tienen problemas con diarrea o presión arterial alta deben evitar esta postura. Aquellos que sufren de problemas en el cuello deben mantener su cuello orientado hacia adelante en lugar de girarlo en esta postura.

- Comienza de pie en posición de montaña. Permanece erguido y recto con los pies lo suficientemente separados para sentirte estable. Establece una conexión sólida con el suelo cambiando tu distribución de peso para que se divida por igual entre la base de tus dedos gordos, la base de tus dedos pequeños y los lados izquierdo y derecho de tus talones.

- Levanta los brazos paralelos al suelo y extiéndelos activamente. Mantén tus omóplatos anchos y tus palmas hacia el suelo.

- Da un paso adelante sobre tu pierna izquierda, plantando tu pie directamente frente a tu cuerpo. Apunta el pie izquierdo ligeramente hacia la izquierda y apunta los dedos de tu pie derecho en un ángulo de 90 grados hacia afuera, hacia la derecha. Alinea tus talones en línea recta debajo de tu cuerpo y tensa tus muslos para sostener tu cuerpo. Gira el muslo izquierdo ligeramente hacia afuera para que la mitad de la rótula izquierda quede sobre el tobillo izquierdo.

- Espira y dobla la rodilla izquierda hasta que te acerques a un ángulo recto con el suelo. Endereza la pierna derecha y presiona el talón derecho contra el suelo para anclarlo. Extiende tus brazos directamente hacia afuera de tus omóplatos mientras mantienes tu torso erguido sobre tu pelvis. Tu brazo izquierdo debe estar directamente sobre tu pierna izquierda, mientras que tu brazo derecho está sobre tu pierna derecha. Suavemente mete tus caderas debajo. Gira tu cabeza hacia la izquierda y mira más allá de su mano izquierda.

- Mantente en esta posición durante 30 a 60 segundos.

- Para liberarse de esta postura, respira, retrocede hasta que tus pies estén juntos y apunte hacia adelante. Tus brazos volverán a tus costados.

- Repite este proceso, esta vez avanzando con tu pierna derecha.

El guerrero invertido

Enfoque: Piernas
Nivel: Intermedio
Tiempo total: 5 respiraciones
Indicaciones: síndrome del túnel carpiano, ciática, osteoporosis pies planos
Contraindicaciones: lesión de cadera, espalda u hombros, diarrea, hipertensión arterial

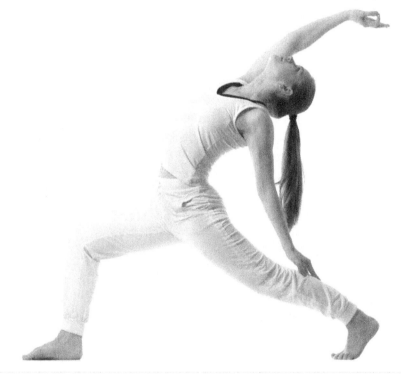

El guerrero invertido

El guerrero invertido se centra en aumentar la fuerza en las piernas mientras estira los hombros, la ingle y el pecho.

- Comenzar en la postura del guerrero 2. Tu pierna derecha debe estar delante de ti con la rodilla doblada.

- Levanta los brazos hacia los lados con las palmas hacia abajo. Luego, baja la mano izquierda hacia abajo y hacia atrás para descansar en la parte posterior de la pierna.

- Levanta tu mano derecha hacia el cielo y estira tu brazo hacia atrás sobre tu cabeza, manteniendo tus piernas estables. Mira hacia arriba y hacia atrás, siguiendo tu brazo derecho con tus ojos.

- Sal de esta postura enderezando el torso y bajando la mano derecha hacia un lado. Luego retroceda, llevando tu pierna derecha hacia atrás junto a la pierna izquierda.

El guerrero 3

Enfoque: Tobillos
Nivel: Intermedio
Tiempo total: 30 a 60 segundos
Indicaciones: posture, balance, memory, concentration
ContraIndicaciones: postura, equilibrio, memoria, concentración.
Contraindicaciones: presión arterial alta, lesión en las piernas, cadera, espalda u hombro

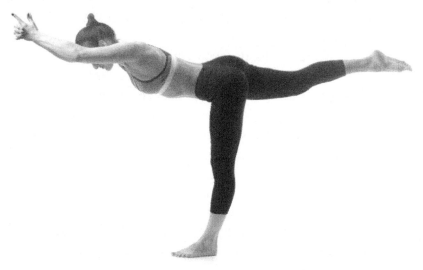

El guerrero 3

El guerrero 3 fortalece las piernas y los tobillos, así como los músculos de la espalda y los hombros. Puede mejorar tu postura y aumentar tu equilibrio. Los yoguis experimentados a menudo pasan del guerrero uno al guerrero tres extendiendo sus brazos sobre sus cabezas, exhalando y llevando su cuerpo hacia su pierna delantera.

Los principiantes pueden tener dificultades para mantener el equilibrio en un pie; Siéntete libre de tocar una pared con una mano o un hombro para mantener tu equilibrio. Si tienes problemas con la presión arterial alta, debes evitar esta postura.

- Comienza de pie en posición de montaña. Permanece erguido y recto con los pies lo suficientemente separados para sentirte estable. Establece una conexión sólida con el suelo cambiando tu distribución de peso para que se divida por igual entre la base de tus dedos gordos, la base de tus dedos pequeños y los lados izquierdo y derecho de tus talones.

- Espira y dobla tu cuerpo en una curva hacia delante. Desde allí, exhala y pisa tu pie izquierdo directamente detrás de ti hacia una profunda embestida. Mantén tu rodilla derecha doblada en un ángulo de 90 grados. Descansa la mitad de tu torso en el centro de su muslo derecho y sujeta ambos lados de tu rodilla derecha con ambas manos. Aprieta las manos contra la rodilla, levanta ligeramente el torso, exhala y gíralo ligeramente hacia la derecha.

- Extiende los brazos hacia adelante, manteniéndolos paralelos al suelo con las palmas hacia arriba. Exhala y presiona la parte superior de tu muslo derecho hacia atrás, empujando el talón de tu pie derecho contra el suelo. Estira la pierna izquierda y levanta la pierna derecha detrás de ti al mismo tiempo. Presiona el coxis en la pelvis para crear resistencia mientras levantas la pierna trasera.

- Desplaza tu cuerpo hacia adelante transfiriendo la mayor parte de tu peso corporal a la bola de tu pie izquierdo. Endereza la rodilla izquierda para sujetar firmemente el talón de tu pie izquierdo. En este punto, tu cuerpo, brazos y pierna levantada deben estar paralelos al suelo. Si tu abdomen está inclinado, suelta la cadera de la pierna levantada hacia abajo hasta que los puntos de la cadera estén nivelados. Extiende tu pierna trasera detrás de ti, mientras avanza con tu brazo. Levanta ligeramente la cabeza y mira hacia adelante sin enroscar la parte posterior de tu cuello.

- Mantente en esta posición durante 30 a 60 segundos. Para liberarse de esta postura, espira y sal de la estocada. Coloca tus manos al lado de tu pie derecho. Exhalar; lleva tu pie izquierdo hacia adelante hasta que estés paralelo a la derecha y hayas vuelto a una curva hacia adelante.

- Permanece en la curva hacia adelante durante algunas respiraciones y luego repite el proceso con la pierna izquierda extendida hacia atrás.

Flor de loto

Enfoque: Tobillos y rodillas
Nivel: Advanzado
Tiempo total: 5 segundos
Indicaciones: Estimula la vejiga, la digestión, baja la presión arterial.
Contraindicaciones: lesión de rodilla, lesión de tobillo.

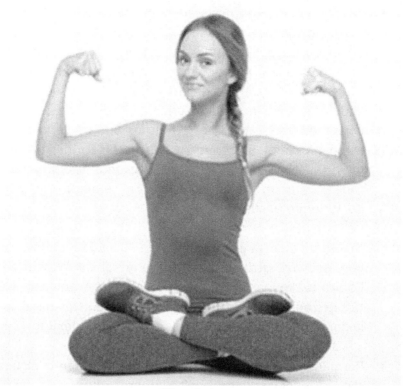
Flor de Loto

- El loto estira tus rodillas y tobillos mientras energiza tu abdomen, vejiga y columna vertebral. Las personas con una lesión en la rodilla o el tobillo deben evitar esta postura.

- Antes de intentar el loto, debe poder realizar cómodamente cada uno de los siguientes:

- El ángulo amarrado (ver capítulo 7).

- La cabeza girada a la rodilla.

- La paloma (ver capítulo 11).

- La cabeza de vaca (ver capítulo 5).

- El medio loto.

Esta pose no es para principiantes; Es más difícil de lo que parece. Sin embargo, muchos practicantes intermedios y avanzados encuentran útil esta posición para aclarar la mente.

- Comienza por sentarte en la posición de bastón, con el torso alto y las piernas rectas apuntando hacia delante.

- La clave para realizar el loto de manera segura es abrir las articulaciones de la cadera. Comienza girando el muslo derecho hacia afuera desde la cavidad de la cadera y doblando la rodilla, cerrándolo por completo. Esto ayudará a proteger tu rodilla de lesiones.

- Coloca tu mano derecha debajo de la rodilla derecha y con tu mano izquierda sostén tu pie derecho. Manteniendo la rodilla y el pie a la misma distancia del piso, levante la parte inferior de la pierna con las manos y muévela hasta que el pie derecho esté sobre la cadera izquierda.

- Gira la cadera izquierda hacia afuera y dibuja tu pie izquierdo lo más cerca posible de tu cuerpo. Mantén la rodilla y el pie izquierdos a la misma distancia del piso, levanta la pierna con las manos y, lentamente y suavemente, levántela hacia tu cuerpo, colocando el pie izquierdo sobre la cadera derecha.

- Al principio, solo mantén esta posición durante unos segundos antes de soltar primero el pie izquierdo y luego el pie derecho, volviendo a la posición de bastón.

- Con la práctica repetida durante un período de semanas, podrás mantener la posición de loto durante un minuto completo con facilidad.

Capítulo 5: Yoga para los brazos y los hombros

La puerta

Enfoque: Hombros
Nivel: Principiante
Tiempo total: 30 a 60 segundos
Indicaciones: energiza pulmones y abdomen
Contraindicaciones: modificación para lesión de rodilla

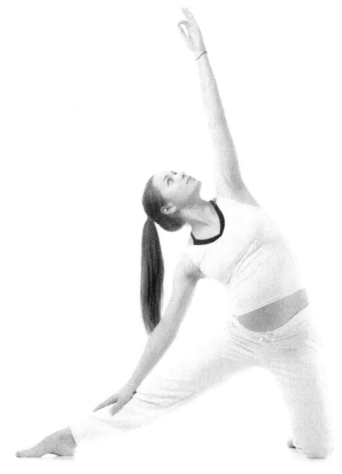

La puerta

La puerta se enfoca en abrir los hombros y al mismo tiempo estirar la columna vertebral, los isquiotibiales y los costados de su cuerpo. También energiza tus pulmones y órganos abdominales. Las personas con una lesión en la rodilla deben realizar esta postura mientras están sentados en una silla.

- Empieza arrodillándote en el suelo. Estira la pierna derecha, extendiéndola hacia la derecha y presiona el pie, ambos dedos y el talón, contra el suelo. La rodilla y el tobillo derechos deben estar orientados hacia arriba, alineados con la parte superior de la pierna. Gira ligeramente su abdomen hacia la derecha mientras mueves la parte superior del cuerpo hacia la izquierda.

- Inhala y extiende tus brazos hacia los costados. Dobla tu cuerpo sobre tu pierna derecha y apoya tu mano derecha lo más abajo posible de tu pierna. El lado derecho de tu torso se comprimirá mientras estirarás el lado izquierdo.

- Coloca tu mano izquierda en tu cadera izquierda y empuja tu abdomen hacia el suelo. Mueve tu mano izquierda a tu caja torácica inferior izquierda y empújala hacia tus hombros.

- Inhala mientras estiras tu brazo izquierdo sobre tu cabeza hacia la derecha. Permite que tu cadera izquierda ruede ligeramente hacia adelante, pero estire la parte superior del cuerpo alejándola del suelo.

- Mantente en esta posición durante 30 a 60 segundos. Para liberarte de esta postura, respira y levanta tu torso hacia arriba directamente a través de tu brazo superior. Regresa tu pierna derecha a su posición original.

- Descansa un momento, luego repite el proceso a la izquierda.

Parado de antebrazos

Enfoque: Hombros
Nivel: Avanzado
Tiempo total: 10 segundos o más, dependiendo del nivel de experiencia
Indicaciones: depresión, ansiedad.
Contraindicaciones: lesión de cuello, espalda u hombro, dolores de cabeza, hipertensión arterial, problemas cardíacos, embarazo

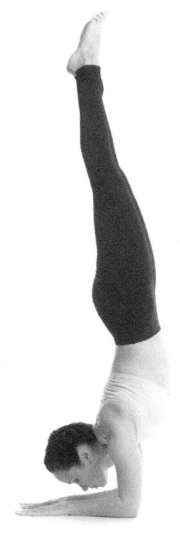

El parado de antebrazos

El parado del antebrazo es el requisito previo para sostener una parada de manos. Aumenta la fuerza en tus hombros, muñecas y brazos mientras estiras tu estómago. Un soporte para antebrazos puede mejorar tu equilibrio y se cree que es efectivo para tratar la depresión y la ansiedad. Si alguna vez has experimentado una lesión en el cuello, la espalda o el hombro, debes evitar esta postura. Del mismo modo, las personas que sufren de dolores de cabeza, presión arterial alta, afecciones cardíacas y que están menstruando deben abordar con precaución. Las mujeres embarazadas deben renunciar completamente a esta postura.

El soporte de antebrazo es una inversión avanzada. Requiere una gran fuerza en tus manos, brazos y hombros. Antes de que lo intentes, deberías poder realizar lo siguiente:

- Perro boca abajo.
- El delfin plano.
- Cuervo.
- Parado de cabeza.
- La pose de ocho angulos.
- Libelula.

Una vez que hayas dominado las posturas anteriores, debes tener la fuerza para abordar el soporte del antebrazo.

- Comienza desde el perro boca abajo. Párete sobre tus manos y rodillas con tus hombros directamente sobre tus manos y tus caderas sobre tus rodillas. Presiona tus caderas hacia arriba hasta que ambas piernas y brazos estén rectos. Deja que tu cuello continúe la línea recta de tu espalda desde las caderas hasta la cabeza. Respira hondo y lentamente.

- Baja tus antebrazos al suelo. Separa los dedos y presiónalos contra el suelo. Usarás tus dedos para proporcionar equilibrio cuando ingreses a la parada de manos, así que comienza a usarlos ahora. Aprieta los omóplatos, júntalos y luego hacia el coxis.

- Avanza la pierna izquierda, doblando la rodilla izquierda y flexionando el pie derecho. Empuja hacia arriba para levantar las caderas y el torso hasta que tu torso quede directamente por encima de tus hombros.

- Levanta las piernas hasta que estén rectas y verticales, en línea con el resto de tu cuerpo.

- Flexiona tus músculos centrales del estómago para ayudar a mantener tus caderas sobre sus hombros. Si la ingle o las axilas se sienten rígidas, puedes alargar la parte inferior de la espalda tirando de la parte frontal de las costillas hacia tu cuerpo y estirando el coxis hacia las plantas de los pies.

- Presiona tus piernas juntas y gira los muslos hacia adentro. Deja que tu cabeza cuelgue entre tus hombros y mira al frente.

- Mantente en esta posición durante 10 segundos al principio. Con el tiempo, puedes trabajarlo hasta un máximo de 60 segundos. Continúa respirando profunda, lenta y constantemente, mientras mantienes esta postura.
- Para liberar esta posición, espira y baja primero una pierna, luego la otra. Mantén tu pecho levantado y tus omóplatos separados mientras bajas tus piernas.

- Párate en una curva hacia adelante durante 30 segundos antes de elevar lentamente tu torso a una posición vertical, una vértebra a la vez.

- Si no puedes ponerte completamente al revés, está bien. Continúa practicando las poses de fortalecimiento que eventualmente te proporcionarán suficiente poder para apoyar y equilibrar tu cuerpo.

La libelula

Enfoque: Brazos
Nivel: Avanzado
Tiempo total: 15 a 30 segundos
Indicaciones: Estrés, ansiedad
Contraindicaciones: lesión en hombro, muñeca, codo, espalda baja

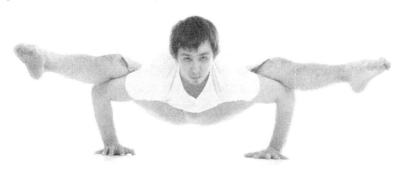

La libélula

La libélula ayuda a desarrollar fuerza en tus brazos y muñecas mientras estira tu ingle y espalda. También puede tonificar tu estómago y mejorar tu equilibrio. Si sufres lesiones en el hombro, la muñeca, el codo o la parte inferior de la espalda, debes evitar esta postura. Los principiantes pueden facilitar esta postura sentándose en el suelo, colocando las piernas en ángulos de 90 grados y utilizando bloques de yoga para levantar cada talón.

- Comienza por ponerte en cuclillas con tus pies un poco menos que el ancho de los hombros. Inclina el abdomen hacia adelante y dobla el torso hacia abajo para colgarlo entre las piernas. Manteniendo tu cuerpo bajo, dobla tus piernas hasta que tu abdomen esté al nivel de tus rodillas.

- Mueve la parte superior del brazo y el hombro izquierdo lo más que puedas debajo del muslo izquierdo, por encima de la rodilla, y coloca la mano justo por fuera del pie. Tus dedos deben apuntar hacia adelante. Haz lo mismo con tu brazo derecho.

- Levanta tu cuerpo del suelo, cambiando tu centro de gravedad. Empuja tus manos en el suelo y suavemente levanta tu peso de sus pies sobre tus manos. Tus muslos internos deben permanecer lo más alto posible en tus brazos.

- Inhala, extiende tus piernas hacia los lados lo más rectas posible mientras mantienes tu abdomen alto, de modo que tus piernas queden paralelas al suelo. Empuja a través de la parte inferior de tus dedos gordos mientras tiras y extiendes tus dedos hacia tu cuerpo. Inclina los bordes internos de tus pies hacia adelante ligeramente mientras mantienes los bordes externos hacia atrás.

- Estira los brazos y ensancha los omóplatos para ahuecar tu pecho. Levanta la cabeza y mira hacia enfrente. Toma respiraciones lentas y permanece en esta posición durante 15 a 30 segundos. Luego, suelta los pies en el suelo mientras exhalas.

El delfin plano

Enfoque: Brazos
Nivel: Principiante
Tiempo total: 30 a 60 segundos
Indicaciones: concentración
Contraindicaciones: síndrome del túnel carpiano, lesión de hombro

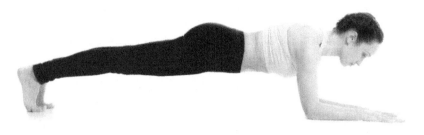

El delfín plano

El delfín plano fortalece los hombros, el cuello y la columna vertebral al tiempo que fortalece el núcleo. Las personas con síndrome del túnel carpiano o lesiones en el hombro deben evitar esta postura. El delfín plano se diferencia del tablón recto, ya que los antebrazos descansan en el suelo, mientras que en el tablón normal, la parte superior del cuerpo está apoyada por las manos y las muñecas y los brazos rectos.

- Comenzar en perro boca abajo. Comienza sobre tus manos y rodillas con tus hombros directamente sobre tus manos y tus caderas sobre tus rodillas. Presiona tus caderas hacia arriba hasta que ambas piernas y brazos estén rectos. Deja que tu cuello continúe la línea recta de tu espalda desde las caderas hasta la cabeza. Respira hondo y lentamente.

- Inhala y jala tu cuerpo hacia adelante hasta que tus hombros estén directamente sobre tus muñecas. Esto debería llevar tu cuerpo paralelo al suelo con tus brazos perpendiculares a él.

- Presiona la parte exterior de tus brazos y presiona con fuerza la parte inferior de sus dedos índices contra el suelo. Baja los codos al suelo. Tensa los hombros, contráelos y luego expándelos lejos de la columna vertebral. Al mismo tiempo, expande tu clavícula desde tu pecho.

- Presiona la parte frontal de los muslos hacia arriba mientras permite que el coxis resista el suelo, ya que naturalmente se alarga hacia las plantas de los pies. Levanta la cabeza hasta que la parte posterior de tu cuello quede paralela al suelo y mira directamente hacia abajo. Mantente en esta posición durante 30 a 60 segundos.

La plancha invertida

Enfoque: Brazos y muñecas.
Nivel: Intermedio
Tiempo total: 30 segundos.
Indicaciones: tiroides, función de los órganos abdominales.
Contraindicaciones: lesión de muñeca, modificación por lesión de cuello

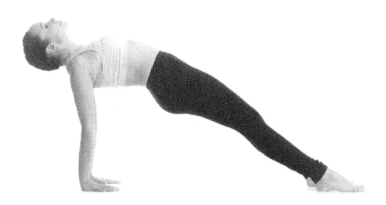

La plancha invertida

La plancha invertida aumenta la fuerza en tus brazos y muñecas, así como en tus piernas, mientras estira los tobillos, los hombros y el pecho. Cualquier persona que haya experimentado una lesión en la muñeca debe evitar esta postura. Las personas que han sufrido una lesión en el cuello deben usar una silla de pared o silla para apoyar su cuello en esta postura.

- Comienza sentándote en la postura del bastón: siéntate en el suelo y estira las piernas hacia adelante, flexiona los tobillos y dobla los dedos hacia el torso, que se encuentra recto y alto.

- Coloca tus manos ligeramente sobre tus muslos, con las palmas hacia abajo, cuando las mueva ligeramente hacia adentro y presiónalas contra el suelo. Inhala profundamente, luego lentamente.

- Continúa con la respiración lenta y completa mientras colocas tus pulgares debajo del borde de tus axilas y deja que la fuerza hacia arriba levante todo tu torso hasta que tu cabeza esté directamente sobre tu corazón, que está directamente sobre tus caderas.

- Sostén tu torso en alto, baja los brazos hacia los costados y toca el suelo con la punta de los dedos para estabilizar tu postura y tu equilibrio.

- Permanece en esta posición todo el tiempo que quieras.

- Coloca tus manos unas pulgadas detrás de tus caderas y apunta tus dedos hacia adelante. Dobla tus rodillas para plantar tus pies en el suelo con tus talones a aproximadamente 12 pulgadas de distancia de tus caderas; luego gire los dedos gordos hacia adentro.

- Exhala, presiona tus manos y el interior de tus pies en el suelo y levanta las caderas hasta que tu cuerpo y tus muslos estén paralelos al suelo y tus brazos y espinillas estén perpendiculares.

- Mientras mantienes las caderas en su lugar, estira la pierna derecha y luego la pierna izquierda. Eleva tus caderas un poco más alto sin hacer que sus caderas se reafirmen. Levanta el pecho mientras presiona los omóplatos contra la espalda.

- Inclina suavemente la cabeza hacia atrás sin acortar el cuello. Permanece en esta posición durante 30 segundos.

- Para liberar, exhala y bájate nuevamente en la postura del bastón. Estira las piernas hacia adelante, flexiona los tobillos y dobla los dedos hacia el torso, que está suspendido por una cuerda invisible que sube hasta las estrellas.

El Angulo lateral extendido

Enfoque: Hombros
Nivel: Principiante
Tiempo total: 30 a 60 segundos.
Indicaciones: dolores de espalda, estreñimiento, síntomas menstruales.
Contraindicaciones: presión arterial (alta o baja), cefalea, insomnio

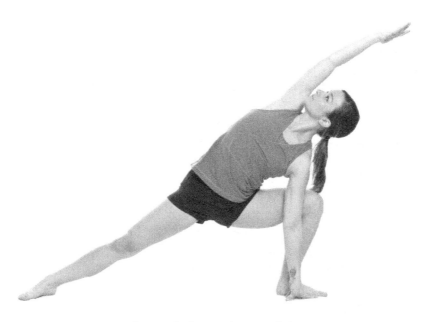

El Angulo lateral extendido

El ángulo lateral extendido aumenta la fuerza en los hombros al estirarlos, junto con el pecho, la parte superior de la espalda, la parte inferior de las piernas y el cuello. Es terapéutico para los dolores de espalda, estreñimiento y síntomas menstruales.

Aquellos que sufren de problemas de presión arterial, insomnio o que están experimentando un dolor de cabeza deben evitar el ángulo lateral extendido.

- Comienza de pie en la postura de la montaña. Permanece erguido y recto con los pies lo suficientemente separados para sentirte estable. Establece una conexión sólida con el suelo cambiando tu peso para que se divida por igual entre la base de los dedos gordos, la base de los dedos pequeños y los lados izquierdo y derecho de los talones.

- Espira y coloca tus pies separados tres pies uno del otro. Gira el pie izquierdo ligeramente hacia la izquierda y gira el pie derecho hacia un ángulo de 90 grados. Ambas plantas de los pies deben estar paralelas entre sí. Lleva tus brazos paralelos al suelo y extiéndelos activamente, manteniendo las palmas hacia el suelo.

- Inhala y mira las puntas de tus dedos derechos. Exhala y dobla tu rodilla derecha hasta que tu espinilla quede perpendicular al suelo. Inclina su cuerpo hacia adelante y coloca tu codo derecho sobre tu rodilla derecha. Extiende tu brazo izquierdo sobre tu oreja izquierda con la palma de la mano todavía mirando hacia el suelo.

- Presiona la parte exterior de tu pie izquierdo contra el suelo y abra la cadera izquierda, alcanzando a través del brazo izquierdo. Mantente en esta posición durante 30 a 60 segundos.

- Para liberarse de esta postura, respira y levanta tu cuerpo de nuevo a la postura de montaña. Permanece erguido y recto con los pies lo suficientemente separados para sentirte estable. Establece una conexión sólida con el suelo cambiando la distribución de tu peso para que se divida por igual entre la base de los dedos gordos, la base de los dedos pequeños y los lados izquierdo y derecho de los talones.

- Repite este proceso, esta vez con la pierna derecha extendida.

El aguila

Enfoque: Hombros
Nivel: Intermedio
Tiempo total: 15 a 30 segundos.
Indicaciones: foco, equilibrio, asma, ciática, dolor de espalda.
Contraindicaciones: lesión de rodilla

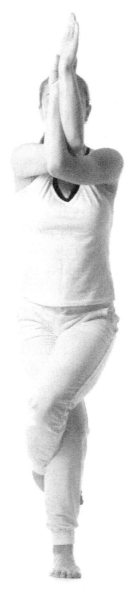

El Aguila

- El águila estira los hombros y la parte superior de la espalda. El rendimiento regular puede mejorar tu enfoque y aumentar tu equilibrio. Los expertos atribuyen a la postura del águila el alivio de los síntomas del asma, la ciática y los dolores de espalda. Los que tienen lesiones de rodilla no deben participar en esta postura.

- Comienza de pie en la postura de la montaña. Permanece erguido y recto con los pies lo suficientemente separados para sentirte estable. Establece una conexión sólida con el suelo cambiando tu distribución de peso para que se divida por igual entre la base de tus dedos gordos, la base de tus dedos pequeños y los lados izquierdo y derecho de tus talones.

- Dobla las rodillas ligeramente. Levanta el pie derecho del suelo y mantén el equilibrio sobre el pie izquierdo. Coloca tu muslo derecho sobre tu pierna izquierda y engancha tu pie derecho detrás de tu pierna izquierda inferior. Estira los brazos delante de ti, cruza el brazo derecho sobre el izquierdo y dobla los codos para acercar los brazos hacia tu cuerpo. Dobla tu mano izquierda alrededor de tu muñeca derecha interior y presiona tus palmas juntas.

- Levanta los brazos hasta que los brazos inferiores estén paralelos al suelo. Dibuja tus brazos juntos mientras permites que tus hombros caigan ligeramente.

- Deja que el peso de tu cuerpo se hunda en su pierna izquierda, mira hacia el frente y respira constantemente. Permanece en esta posición durante 30 a 45 segundos.

- Para liberarse de esta postura, desenvuelve tus piernas seguidas de tus brazos y vuelve a la postura de montaña. Permanece erguido y recto con los pies lo suficientemente separados para sentirte estable. Establezce una conexión sólida con el suelo cambiando tu distribución de peso para que se divida por igual entre la base de tus dedos gordos, la base de tus dedos pequeños y los lados izquierdo y derecho de tus talones.

- Repite el proceso, parándote sobre su pie derecho y cruzando el brazo izquierdo sobre el derecho, incluso mientras envuelves el pie izquierdo sobre el derecho.

El cuervo

Enfoque: Arms
Nivel: Intermedio
Tiempo total: 20 a 60 segundos.
Indicaciones: balance
Contraindicaciones: síndrome del túnel carpiano, embarazo

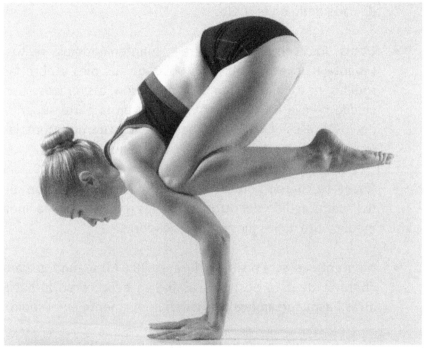

El cuervo

- El cuervo fortalece los antebrazos y las muñecas, así como la pelvis, mientras estira la parte superior de la espalda y abre la ingle. También ayuda a desarrollar los músculos centrales y mejorar tu equilibrio. Las personas que sufren del síndrome del túnel carpiano o las que están embarazadas deben evitar esta postura.

- Comienza de pie en posición de montaña. Permanece erguido y recto con los pies lo suficientemente separados para sentirte estable. Establece una conexión sólida con el suelo cambiando tu distribución de peso para que se divida por igual entre la base de tus dedos gordos, la base de tus dedos pequeños y los lados izquierdo y derecho de tus talones.

- Ponte en cuclillas hasta que puedas colocar sus manos en el piso, separándolas a lo ancho de los hombros. Ancla tus palmas en el suelo a unas 12 pulgadas frente a tus pies. Extiende los dedos y presiona las articulaciones superiores de cada dedo en el suelo.

- Dobla los codos hacia atrás, manteniéndolos rectos. Levanta tu cuerpo sobre las bolas de tus pies y abre las rodillas hasta que estén alineadas con tus brazos. Con cuidado, lleva las rodillas hacia atrás en la parte superior de los brazos y coloca el peso de tu cuerpo sobre las manos, levantando la cabeza a medida que avanzas.

- Apoya tu cuerpo con los dedos doblados. Levanta un pie del suelo seguido del otro. Tira de las rodillas hacia la línea media y tire de los pies hacia las caderas.

- Mantente en esta posición durante 20 a 60 segundos. Para liberarte de esta postura, cambie tu peso corporal hacia atrás hasta que ambos pies estén nuevamente en el suelo.

- Levántate para estar en posición de montaña. Permanece erguido y recto con los pies lo suficientemente separados para sentirte estable. Establece una conexión sólida con el suelo cambiando su distribución de peso para que se divida por igual entre la base de tus dedos gordos, la base de tus dedos pequeños y los lados izquierdo y derecho de tus talones.

La cabeza de vaca

Enfoque: hombros y parte superior de los brazos.
Nivel: Principiante
Tiempo total: 60 segundos.

Indicaciones: estrés, ansiedad, fatiga.
Contraindicaciones: lesión de cuello, lesión de hombro

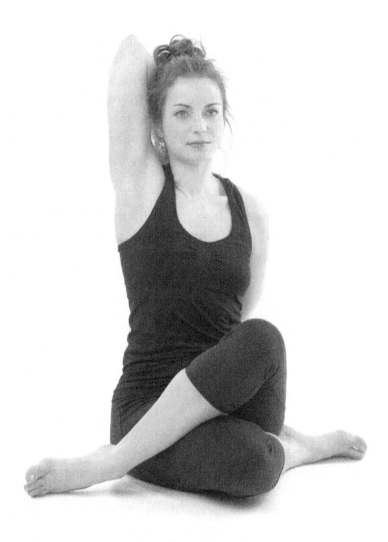

La cabeza de vaca

La cara de la vaca estira los hombros, tríceps y axilas, así como las piernas y el pecho. Las personas con problemas graves de cuello u hombro deben evitar participar en esta postura.

- Comienza con la postura del personal: siéntate en el suelo y estira las piernas hacia adelante, flexiona los tobillos y dobla los dedos hacia el torso, que está suspendido, recto y alto, desde las caderas hasta el cielo.

- Dobla las rodillas de modo que tus pies queden planos sobre el suelo. Coloca tu pierna izquierda sobre tu muslo derecho, colocando el pie derecho, hacia abajo en la parte exterior de tu cadera derecha. Envuelve tu pierna derecha sobre tu muslo izquierdo, con tu rodilla derecha en la parte superior de tu rodilla izquierda. Luego, mueve tu pie derecho justo fuera de tu cadera izquierda. Tus caderas deben estar iguales mientras descansan entre las plantas de sus pies.

- Inhala y extiende tu brazo derecho frente a ti mismo. Gira el brazo hacia adentro hasta que el pulgar apunte hacia la izquierda y la palma de la mano hacia arriba. Si lo hace, tu espalda superior se redondeará. Exhala mientras mueves tu brazo detrás de tu cuerpo y apoya tu antebrazo en el arco formado por tu espalda baja, manteniendo el brazo paralelo a tu cintura. Empuja los hombros hacia abajo y levanta suavemente la mano hacia arriba hasta que el antebrazo quede en posición vertical. Mantén tu codo contra el lado derecho de tu cuerpo.

- Inhala y extiende tu brazo izquierdo delante de ti. Gira tu mano hasta que tu palma mire hacia el cielo. Exhala y levanta tu brazo sobre tu cabeza. Estira a través de tus dedos izquierdos. Exhala y dobla tu codo izquierdo, coloca tu mano izquierda detrás de tu cabeza para agarrar tu mano derecha, y entrelaza tus dedos si puedes. Si tus manos no pueden tocarse, sostén una toalla en tu mano izquierda y cuando la estires detrás de tu espalda, sujeta el otro extremo de la toalla con tu mano derecha. Usa esta ayuda para estirar los brazos. Con el tiempo, tus brazos se estirarán más hasta que puedas agarrar tus manos.

- Levanta el codo izquierdo y tira del codo derecho hacia el suelo, tirando de la parte posterior de tu axila. Tensa los omóplatos sobre tu espalda y levanta el pecho. Trata de mantener tu brazo izquierdo incluso con el lado izquierdo de tu cabeza.

- Mantente en esta posición durante 60 segundos. Luego, desengancha los dedos, vuelve los brazos a los costados y despliega las piernas.

- Repite el proceso, invirtiendo la dirección de ambos brazos y piernas.

El delfín

Enfoque: Brazos
Nivel: Principiante
Tiempo total: 3o a 60 segundos.
Indicaciones: osteoporosis, digestión, hipertensión arterial, ciática, asma.
Contraindicaciones: modificación para lesión de cuello, lesión de hombro.

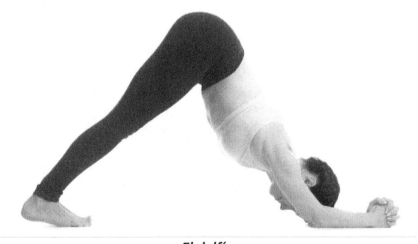

El delfín

El delfín fortalece tus brazos y piernas, al mismo tiempo que estira tus pies y hombros. El desempeño regular puede evitar el desarrollo de la osteoporosis y puede mejorar la digestión.

También puede proporcionar alivio para la presión arterial alta, la ciática y el asma. Si has sufrido una lesión en el cuello o en el hombro, mantén las rodillas dobladas durante esta postura.

- Comienza por arrodillarte en tus manos y rodillas en el suelo. Alinea tus rodillas con tus caderas. Coloca tus antebrazos planos en el suelo con tus muñecas alineadas con tus hombros. Junta tus manos y presiona firmemente tus antebrazos contra el suelo.

- Flexiona los dedos de los pies, exhala y levanta primero los talones, luego las rodillas del suelo, estirando las piernas hasta que las rodillas estén ligeramente dobladas. Alarga el coxis hacia abajo desde tu abdomen y presiona suavemente contra tu pubis. Eleva tus huesos sentados en el aire y mete sus piernas internas hacia tu ingle empezando de tus tobillos internos.

- Tensa los omóplatos a través de tu espalda, extiéndelos hacia afuera desde tu espina dorsal y presiona hacia abajo hacia tu coxis. Mantén tu cabeza inmóvil entre tus brazos sin dejarla caer.

- Si nunca has sufrido una lesión en el cuello o el hombro, puedes estirar las rodillas en este momento. Si la parte superior de tu espalda se redondea naturalmente, no tienes que enderezarla. Alarga activamente tu coxis y levanta la parte superior de tu pecho lejos del suelo.

- Permanece en esta posición durante 30 a 60 segundos. Para liberarse de esta postura, espira y baja las rodillas hasta el suelo.

El Angulo en ocho

Enfoque: Brazos
Nivel: Avanzado
Tiempo total: 30 a 60 segundos.

Indicaciones: órganos abdominales.
Contraindicaciones: lesión en hombro, muñeca o codo

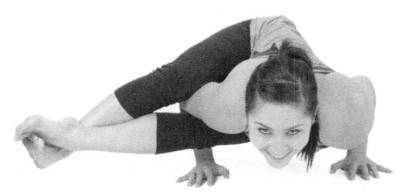

El Angulo en ocho

La postura de ángulo en ocho se enfoca en desarrollar fuerza en tus brazos y muñecas. Es una excelente posición para tomar después de dominar la curva hacia delante, el ángulo delimitado, el bastón de cuatro extremidades y las posturas de los ángulos laterales extendidos. Las personas con lesiones en el hombro, la muñeca o el codo no deben realizar esta postura.

- Comienza de pie en posición de montaña. Permanece erguido y recto con los pies separados un poco más lejos que el ancho de la cadera. Establece una conexión sólida con el suelo cambiando tu distribución de peso para que se divida por igual entre la base de tus dedos gordos, la base de tus dedos pequeños y los lados izquierdo y derecho de tus talones.

- Exhala y haz una transición hacia una curva hacia delante. Coloca tus manos en el suelo al lado de tus pies.

- Dobla las rodillas ligeramente y coloca tu brazo derecho dentro y luego detrás de tu pierna derecha. Presiona tu mano en el suelo cerca de tu pie derecho. Mueve lentamente tu brazo derecho a través de la parte posterior de tu rodilla derecha hasta que la rodilla esté arriba y detrás de tu hombro derecho.

- Apoya el hombro con la rodilla y mueve el pie izquierdo para enganchar el tobillo izquierdo sobre el derecho. Inclina ligeramente tu cuerpo hacia la izquierda, desplazando más peso sobre tu brazo izquierdo.

- Gradualmente, levanta tus pies del suelo. Espira y dobla los codos. Inclina tu torso hacia delante y déjelo descender hasta que quede paralelo al suelo. Simultáneamente, deja que tus rodillas se estiren mientras estiras tus piernas ahora rectas hacia la derecha, también paralelas al suelo.

- Presiona tu brazo derecho superior entre tus muslos. Con la ayuda de la presión en la parte superior de tu brazo, gira tu cuerpo hacia la izquierda mientras mantienes los codos estrechamente hacia adentro. Mira al suelo mientras lo haces.

- Permanecer en esta posición durante 30 a 60 segundos.

- Para salir de esta posición, endereza suavemente los brazos, levanta el torso hacia atrás, dobla las rodillas, desconecta tus tobillos y vuelve a poner los pies en el suelo. Retrocede en una curva hacia adelante y descansa por un par de minutos.

- Repite este proceso hacia el lado izquierdo.

La silla

Enfoque: Hombros
Nivel: Principiante
Tiempo total: 30 a 60 segundos.
Indicaciones: diafragma, corazón.
Contraindicaciones: baja presión arterial, insomnio, cefaleas

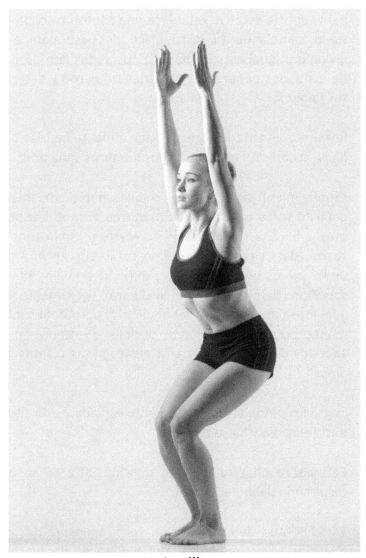

La silla

La silla estirará el pecho y los hombros al mismo tiempo que fortalece la columna vertebral y las piernas. También es bueno para tu diafragma y corazón. La silla es un gran precursor de la pose de montaña o de cualquier postura inclinada hacia delante. Aquellos que sufren presión arterial baja en curso, insomnio crónico o dolores de cabeza frecuentes deben evitarlo.

- Comienza de pie en posición de montaña. Permanece erguido y recto con los pies lo suficientemente separados para sentirte estable. Establece una conexión sólida con el suelo cambiando tu distribución de peso para que se divida por igual entre la base de tus dedos gordos, la base de tus dedos pequeños y los lados izquierdo y derecho de tus talones.

- Respira y levanta los brazos hacia delante con las palmas hacia arriba, con el ancho de los hombros separados.

- Exhala mientras doblas las rodillas hacia adelante para bajar tu torso mientras que al mismo tiempo levantas los brazos hacia arriba. Quieres acercarte a la horizontal con tus muslos. Las rodillas deben estar por encima de los dedos de los pies, pero nunca más allá de ellas, y la parte superior del cuerpo se inclinará ligeramente hacia adelante para mantener el equilibrio, pero debes intentar mantenerlo lo más recto posible. Presiona la parte superior de tus muslos hacia abajo en las plantas de los pies.

- Tensa los omóplatos a través de tu espalda y estira tu coxis hacia el suelo y hacia tu pubis.

- Permanece en esta posición durante 30 a 60 segundos, respirando deliberadamente.

- Para liberarse de esta posición, respira y estira tus rodillas mientras te estiras hacia arriba a través de tus brazos. Exhala y baja los brazos a los costados, volviendo a la postura de montaña. Permanece erguido y recto con los pies lo suficientemente separados para sentirte estable. Establece una conexión sólida con el suelo cambiando tu distribución de peso para que se divida por igual entre la base de tus dedos gordos, la base de tus dedos pequeños y los lados izquierdo y derecho de tus talones.

La media puerta

Enfoque: Hombros/Lados
Nivel: Principiante
Tiempo total: 30 a 60 segundos.
Indicaciones: estimula pulmones, riñones, hígado.
Contraindicaciones: lesión de la rodilla

La posición de la media puerta se enfoca en abrir los hombros mientras simultáneamente estira los isquiotibiales. Puede estimular tus pulmones y órganos abdominales. Si tienes una lesión en la rodilla, debes evitar esta postura, ya que implica pararse sobre una rodilla.

- Empieza arrodillándote en el suelo.

- Levante la pierna derecha y estírala hacia la derecha, colocando el pie en el suelo. Apunta la rótula derecha hacia arriba girando la pierna derecha de modo que tu talón derecho esté en el suelo y los dedos de los pies apunten hacia afuera de tu cuerpo. Si no puedes poner tus dedos de los pies en el piso, colócalos encima de una cuadra o apoya tu pie derecho contra una pared.
- Asegúrate de que tus caderas estén niveladas.

- Levanta los brazos hacia los lados con las palmas hacia abajo. Inhala y deja que tu pecho se expanda. Mantén tus hombros relajados y ligeramente hacia atrás mientras exhala lentamente, manteniendo tu pecho abierto. Inhala de nuevo a medida que bajas el brazo derecho para apoyar la mano en la parte superior del muslo derecho, luego levanta y gira el brazo para alcanzar las estrellas.

- Respira y sienta el estiramiento en los isquiotibiales y sube el torso hasta la punta de los dedos de la mano izquierda.

- Para liberarte de esta postura, baja los brazos hacia los costados y vuelve a colocar la pierna derecha en tu posición original.

- Libera esos músculos bajando a cuatro patas; luego baja las caderas y deja que la parte superior de tu cuerpo se derrita sobre las piernas en la postura de un niño. Descansa aquí mientras respiras profundamente, y luego baja lentamente. Respira varias veces antes de volver a subir a cuatro patas y prepárate para repetir el proceso al otro lado.

El nudo

Enfoque: Hombros y Pecho.
Nivel: Intermedio
Tiempo total: 30 a 60 segundos.
Indicaciones: indigestión, asma, síntomas menstruales.
Contraindicaciones: lesión de rodilla, lesión de espalda, hernia discal

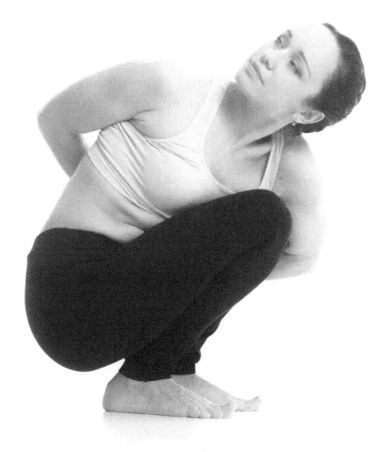

El nudo

El nudo es una posición compleja que se enfoca en abrir los hombros y el pecho mientras simultáneamente estiras los muslos, la ingle y la columna vertebral y aumenta la fuerza en los tobillos. Puede mejorar la postura y la digestión mientras energizas tus órganos abdominales. Los expertos prefieren el nudo para el alivio del asma, la tensión de la espalda, la indigestión, el gas y los síntomas menstruales. Si tienes una lesión en la rodilla, una lesión en la espalda o una hernia discal debe evitar esta postura.

- Comienza colocándose a la izquierda de una pared, a la distancia de un brazo, en posición de montaña. Permanece erguido y recto con los pies al ancho de las caderas. Establece una conexión sólida con el suelo cambiando tu distribución de peso para que se divida por igual entre la base de tus dedos gordos, la base de tus dedos pequeños y los lados izquierdo y derecho de tus talones.

- Gira el torso hacia la derecha y presiona tu mano derecha contra la pared, manteniendo tu brazo derecho paralelo al suelo. Regresa tu torso a tu posición delantera y baja tu brazo.

- Sumérgete en una sentadilla completa hasta que tus caderas se encuentren con tus talones. Coloca tu brazo derecho y toca la pared para mantener el equilibrio.

- Estira las rodillas hacia la izquierda. Exhala, gira el torso hacia la derecha y coloca firmemente ambas manos en la pared. En este punto, tu codo izquierdo debes estar tocando la parte externa de tu rodilla derecha. Apóyate en tu mano derecha.

- Inhala, mueve lentamente la parte posterior de tu brazo izquierdo hacia abajo por la pierna izquierda para que tu hombro izquierdo se mueva hacia tu rodilla izquierda, cerrando así cualquier espacio abierto en el lado izquierdo de tu torso. Exhala mientras presionas tu hombro izquierdo contra tu rodilla izquierda para alargar el lado izquierdo de tu cuerpo a través de tu ingle interior. Mantén tu estómago relajado mientras haces esto.

- Baja tu mano derecha a tu lado. Continúa respirando a medida que profundizas el giro, dejando que tu mano izquierda toque el suelo ligeramente para mantener el equilibrio. Cuando esté firmemente equilibrado en los cuatro puntos de cada pie, doble y alcance los brazos detrás de la espalda y sujeta la muñeca izquierda con la mano derecha.

- Manténte en esta posición durante 30 a 60 segundos. Para liberarte de esta postura, espira, suelta las manos y relaja tu torso a una posición neutral.

- Respira mientras te elevas a la postura de montaña. Permanece erguido y recto. Establece una conexión sólida con el suelo cambiando tu distribución de peso para que se divida por igual entre la base de tus dedos gordos, la base de tus dedos pequeños y los lados izquierdo y derecho de tus talones. Respira profunda y lentamente, luego exhala aún más lentamente

- Repite el proceso, esta vez estirándote hacia la derecha.

El pavo real

Enfoque: Brazos
Nivel: Avanzado
Tiempo total: 10+ segundos, dependiendo del nivel de experiencia.
Indicaciones: circulación, vesícula biliar, páncreas, intestinos, hígado, riñones.
Contraindicaciones: lesión de codo, lesión de muñeca

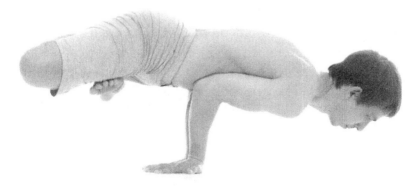

El pavo real

El pavo real fortalece tus antebrazos y muñecas y al mismo tiempo fortalece tu espalda y tus piernas. Es útil realizar el pavo real antes del perro boca abajo o la postura del niño. Cualquier persona con una lesión en el codo o la muñeca debe renunciar a esta postura.

- Comienza en la posición de loto completo. Siéntate, con los pies estirados delante de ti. Gira el muslo derecho hacia afuera desde la cadera y dobla la rodilla. Manteniendo la rodilla y el pie derechos a la misma distancia del piso, levanta la parte inferior de la pierna con las manos y muévela hasta que el pie derecho esté sobre la cadera izquierda. Gira la cadera izquierda hacia afuera y dibuja tu pie izquierdo lo más cerca posible de tu cuerpo. Mantén la rodilla y el pie izquierdos a la misma distancia del piso, levanta la pierna con las manos y, lentamente y suavemente, levántala hacia tu cuerpo, colocando el pie izquierdo sobre la cadera derecha.

- Inclina tu torso hacia adelante y empuja tus palmas hacia el suelo, con los dedos apuntando hacia tus rodillas.

- Dobla ligeramente los codos y junta las manos exteriores y los antebrazos hasta que se toquen. Dobla los codos en un ángulo de 90 grados y camina con las rodillas hacia las manos.

- Inclina la parte frontal de tu cuerpo para que descanses en la parte superior de tus brazos y hunde los codos debajo del ombligo. No dejes que tus codos se alejen el uno del otro; Si es necesario, puedes unirlos con un pedazo de tela suave.

- Tensa tu estómago a través de tus codos y lleva tu frente al suelo. Estira las rodillas y extiende las piernas detrás de tu cuerpo con la parte superior de tus pies tocando el suelo. Tensa tus caderas y dobla ligeramente tus hombros hacia abajo.

- Levanta la cabeza del suelo y mira hacia adelante. Inclina ligeramente tu peso hacia adelante para levantar los pies del suelo. Tu cuerpo y piernas deben estar paralelos al suelo.

- Permanece en esta posición por solo unos pocos segundos al principio. Con el tiempo, podrás aumentar tu tiempo en esta postura, a medida que creces en fuerza.

- Para salir de esta postura, baja la cabeza y el ángulo hacia atrás hasta que tus pies toquen el suelo. Dobla tus rodillas y levanta tu torso de tus brazos. Desbloquea tus piernas y déjalas reposar delante de ti en posición de personal.

- La próxima vez que hagas el pavo real, invierte la posición de tu pierna a la otra.

La prensa de hombro

Enfoque: Brazos
Nivel: Avanzado
Tiempo total: 30 segundos.
Indicaciones: equilibrio, indigestión, estreñimiento.
Contraindicaciones: Codo, muñeca, hombro, lesión lumbar

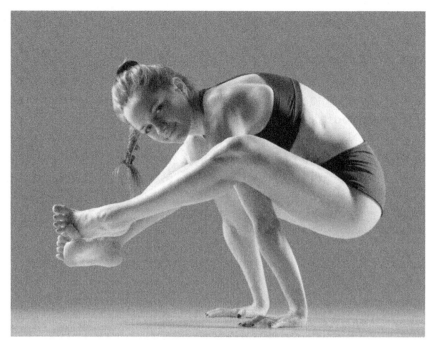

La prensa de hombros

La prensa de hombros te ayuda a desarrollar fuerza en tus muñecas y brazos. También puede ayudarte a desarrollar una buena postura. Esta es una gran pose para realizar después de que el águila, la guirnalda o cualquier postura de ángulo atado. También es útil realizar la presión del hombro antes de hacer una curva hacia delante o hacia el perro que mira hacia abajo (encontrarás estas poses en el Capítulo 11). Las personas con lesiones en el codo, la muñeca, la espalda baja o el hombro deben evitar la presión del hombro.

- Comienza en cuclillas con los pies ligeramente más separados que el ancho de los hombros. Inclina tu torso entre tus rodillas.

- Manteniéndote bajo, levanta tus caderas hasta que tus muslos estén casi paralelos al suelo.

- Mantén los hombros y la parte superior de los brazos entre las piernas, apoyando la parte superior de los brazos sobre los muslos, justo por encima de la rodilla.

- Planta tu mano izquierda en el suelo justo dentro de tu pie izquierdo, con los dedos apuntando hacia adelante. Repite este proceso con la mano derecha. Tu espalda superior se arqueará durante este proceso.

- Presiona tus palmas en el suelo y cambia suavemente tu peso de tus pies a tus manos. Empieza a enderezar tus brazos. Mientras haces esto, tus pies se levantarán del suelo.

- Presiona los brazos externos y los muslos internos juntos. Si puedes, cruza ambos tobillos. Mira hacia adelante. Permanece en esta posición durante 30 segundos.

- Para liberarse de esta posición, dobla los codos, exhala y deja que tus pies vuelvan al suelo. Vuelve a colocar el peso sobre tus pies, luego mueve los brazos hacia los costados para volver a la posición inicial en cuclillas.

- Relájate y respira.

El arado

Enfoque: Hombros
Nivel: Avanzado
Tiempo total: hasta 5 minutos.
Indicaciones: dolor de espalda, inquietud, problemas de sinusitis, dolor de cabeza, estimula la tiroides; Modificaciones para la hipertensión arterial, asma.
Contraindicaciones: diarrea, lesión de cuello

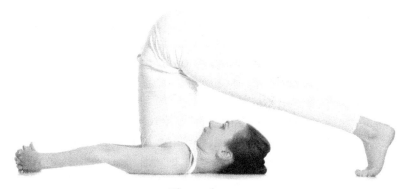

El arado

El arado abre los hombros y estira la columna mientras energiza la glándula tiroides. Puede ofrecer alivio a las personas con dolor de espalda, dolor de cabeza, inquietud o problemas de sinusitis. Si tienes diarrea, una lesión en el cuello o está menstruando, debes mantenerte alejado del arado.

Las personas con presión arterial alta o asma pueden realizar esta postura con la modificación de apoyar sus piernas en una silla o pared. El arado en su forma completa es una posición muy avanzada que debe presentarse con la ayuda de un instructor experimentado antes de intentarlo por tu cuenta.

- Comienza en un soporte para hombros apoyado, con las piernas apuntando hacia arriba y las manos apoyadas en la espalda.

- Exhala mientras te doblas lentamente en tus articulaciones de cadera para bajar tus pies al suelo sobre tu cabeza. Mantén tus piernas completamente extendidas y tu torso recto y vertical. Cuando los dedos de los pies alcancen el suelo, levanta los muslos y el coxis hacia el cielo y tira de la ingle interna hacia el abdomen. Visualiza tu cuerpo como suspendido de tu ingle para hacerlo más fácil. Aleja tu barbilla de tu esternón y relaja tu garganta. Respira constantemente a lo largo.

- Cuando tu espalda esté estable, baja los brazos y junta las manos, presionando los brazos contra el suelo.

- Al principio, mantén esta postura durante 30 segundos, pero con el tiempo, aumenta la duración, hasta cinco minutos.

- Para liberarse de esta posición, espira mientras regresa las manos a la espalda y levanta las piernas para volver a un soporte para hombros apoyado. A partir de ahí, inhala, luego, al exhalar, rueda el soporte del hombro hacia la postura del cadáver.

Capítulo 6: Yoga para la espalda

El puente

Enfoque: Columna vertebral
Nivel: Principiante
Tiempo total: 30 a 60 segundos.
Indicaciones: asma, problemas de sinusitis; energiza la tiroides, el abdomen, los pulmones; alivia el dolor menstrual, los síntomas de la menopausia; prevenir cefalea
Contraindicaciones: lesión de cuello

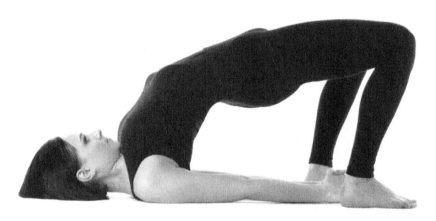

El puente

El puente es ideal para muchas partes de tu cuerpo, pero principalmente estira la columna vertebral, el cuello y el pecho. También puede energizar la tiroides, el abdomen y los pulmones. El puente puede ayudar a revitalizar tus piernas, mejorar tu digestión y puede ayudar a prevenir dolores de cabeza, fatiga, insomnio y dolor de espalda. Muchas personas que sufren de asma, problemas de sinusitis, osteoporosis y presión arterial alta encuentran el puente muy relajante. Las mujeres a menudo les resulta útil para aliviar el dolor menstrual y los síntomas de la menopausia. <u>Advertencia: esta postura puede provocar lesiones en el cuello si se realiza incorrectamente</u>.

- Acuéstate en el suelo. Si lo deseas, puedes colocar una manta debajo de tus hombros para que te apoye. Dobla las rodillas y jálalas lo más cerca que puedas de sus huesos sentados.

- Exhala mientras presionas los pies y los brazos en el suelo y empuja el coxis hacia arriba para activar tus glúteos antes de levantar las caderas del suelo.

- Tus rodillas deben permanecer directamente sobre tus pies. Puede ayudar doblar las manos debajo de la pelvis y usar los brazos para sostener los hombros.

- Mueve tus rodillas lejos de tus caderas para alargar tu coxis y llevar tu pubis hacia tu ombligo.

- Retira tu barbilla del esternón, tensa los omóplatos y presiona el esternón hacia arriba.

- Permanece en esta posición durante hasta 60 segundos, tomando respiraciones completas y deliberadas. Para liberar, exhala mientras baja lentamente la espalda y las caderas sobre el suelo.

El cachorro

Enfoque: Columna
Nivel: Principiante
Tiempo total: 30 a 60 segundos.
Indicaciones: estrés, insomnio.
Contraindicaciones: lesión de rodilla

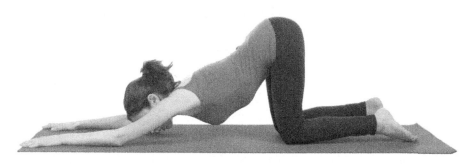

El cachorro

- El cachorro extendido abre la columna vertebral y los hombros. La única restricción para esta postura es si tienes una lesión en la rodilla.

- Ponte a cuatro patas y asegúrate de que tus hombros estén directamente sobre tus muñecas y tus caderas estén directamente sobre tus rodillas. Trabaja tus manos ligeramente hacia adelante y dobla tus dedos debajo de tus pies. Espire y coloque tus caderas a medio camino de tus pies. Evita que tus codos entren en contacto con el piso mientras haces esto.

- Baja tu cara hacia el suelo y suelta tu cuello. Tu espalda baja debe permanecer ligeramente arqueada. Empuja tus palmas hacia el piso y extiéndete a través de tus brazos mientras mueves tus caderas hacia atrás. Este movimiento debe causar un estiramiento en tu columna vertebral.

- Permanece en el cachorro extendido durante 30 a 60 segundos, respira profunda y constantemente, dentro y fuera.

- Para salir de esta posición, simplemente vuelve a ponerte a cuatro patas.

Angulo abiero hacia delante

Enfoque: Columna
Nivel: Principiante
Tiempo total: 60 segundos.
Indicaciones: artritis; desintoxicar los riñones,
Contraindicaciones: modificación para lesiones lumbares

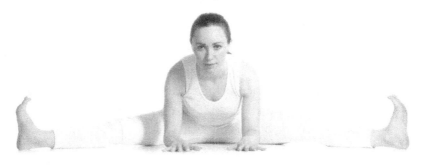

Angulo abiero hacia delante

El ángulo abierto hacia delante se enfoca en aumentar la fuerza en tu columna vertebral mientras estira las partes posteriores y el interior de tus piernas. Puede estimular tus órganos abdominales y liberar tu ingle. Los principiantes que prueban esta postura pueden encontrar útil doblar las rodillas hasta que tengan más práctica. Los expertos creen que la inclinación hacia delante de ángulo abierto puede mejorar los síntomas de la artritis y desintoxicar los riñones. Las personas con una lesión en la espalda baja deben sentarse en una manta doblada y concentrarse en mantener el torso erguido.

- Comienza con la postura del personal: siéntate en el suelo y estira las piernas hacia adelante, flexiona los tobillos y dobla los dedos hacia el torso, que está suspendido recto y alto, elevándose desde las caderas hacia el cielo.

- Inclina tu cuerpo ligeramente hacia atrás, con las manos para apoyarte, y abre las piernas para que el pubis y el vértice formen un ángulo de 90 grados. Levántate sobre tus manos y mueve tus caderas hacia adelante para que puedas ensanchar tus piernas a 20 grados.

- Gira los muslos hacia afuera y empújalos hacia el suelo para que tus rodillas apunten hacia arriba. Presiona las bolas de tus pies contra el suelo para estirar las plantas de tus pies.

- Manteniendo tus muslos clavados en el suelo y tus rodillas estables, estira suavemente las manos entre tus piernas, moviéndolas lo más adelante posible, como si estuviera avanzando en una curva hacia adelante. Concéntrate en alejarte de las articulaciones de la cadera y mantener el frente de tu cuerpo largo. Evita doblarte por la cintura; En lugar de eso, dobla tus caderas.

- Trata de aumentar la longitud de tu estiramiento cada vez que exhales. Continúa alargando el estiramiento con cada exhalación hasta que no puedas estirarte más cómodamente.

- Mantente en esta posición durante al menos 60 segundos. Para liberarte de esta posición, respira y levanta tu cuerpo, manteniéndolo largo.

Torsión Espinal Suave

Enfoque: Columna
Nivel: Principiante
Tiempo total: 30 a 60 segundos.
Indicaciones: dolor de espalda inferior, ciática, dolor de cuello, embarazo del segundo trimestre
Contraindicaciones: presión arterial (alta o baja), cefalea, diarrea, insomnio, menstruación

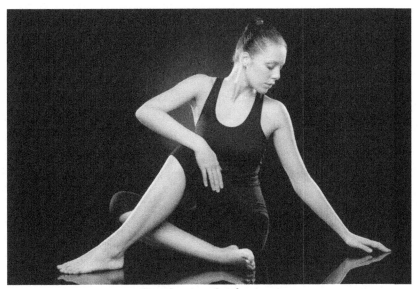

Torsion espinal suave

La torsión espinal suave se centra en aumentar la fuerza en tu columna vertebral, así como tus caderas y hombros. Ofrece alivio para los dolores de espalda inferiores, la ciática y el dolor de cuello. Los expertos también creen que la torcedura de la columna vertebral puede ayudar a tratar el síndrome del túnel carpiano. El giro de la columna vertebral puede masajear tus órganos abdominales, aliviar el estrés y ayudar con la digestión. Las mujeres embarazadas pueden encontrar terapéutico realizar esta postura durante el segundo trimestre. Las personas con dolor de cabeza, diarrea, menstruación o insomnio deben evitar esta postura, al igual que aquellos que experimentan problemas de presión arterial.

- Comienza sentándote en el suelo con las piernas delante de tu cuerpo.

- Transfiere tu peso a tu cadera derecha. Doble las rodillas y estire las piernas hacia la izquierda. Descansa los pies en el suelo fuera de la cadera izquierda y apoya el tobillo en el arco derecho.

- Inhala y levanta la parte superior de tu pecho para alargar la parte frontal de tu cuerpo. Exhala y gira tu cuerpo hacia la derecha mientras mantienes tu glúteo izquierdo cerca del suelo. Alarga el coxis hacia el suelo y ablanda el estómago.

- Coloca tu mano izquierda detrás de tu rodilla derecha y apoya tu mano derecha en el suelo al lado de tu cadera derecha. Dibuja ligeramente el hombro izquierdo hacia atrás mientras tensas los omóplatos sobre la espalda. Continúa girando hacia la derecha y gira tu cabeza hacia la derecha.

- Mientras inhalas, continúa levantando tu torso a través de tu pecho. Mientras exhalas, continúa girando tu cuerpo un poco más.

- Mantente en esta posición durante 30 a 60 segundos. Para liberarse de esta postura, exhala y desenrosca el cuerpo, volviendo a su posición inicial.

- Repite el giro, esta vez en la dirección opuesta.

La Cobra

Enfoque: Columna
Nivel: Principiante
Tiempo total: 15 a 30 segundos.
Indicaciones: asma
Contraindicaciones: cefalea, embarazo, túnel carpiano, lesión de espalda

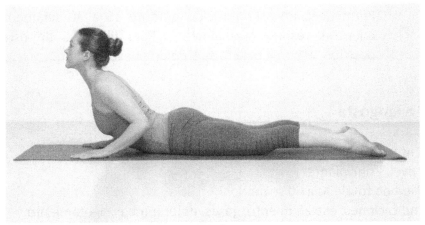

La Cobra

La cobra se enfoca en aumentar la fuerza en la columna vertebral y al mismo tiempo abrir los hombros, el abdomen, los pulmones y el pecho. Es excelente para abrir los pulmones y el corazón, por lo que es muy terapéutico para las personas que sufren de asma. Las personas con dolor de cabeza o embarazadas deben evitar esta postura, al igual que las personas con síndrome del túnel carpiano o con una lesión en la espalda.

- Comienza por acostarte boca abajo con la cara hacia abajo, las piernas estiradas hacia atrás y las puntas de los pies apoyadas en el suelo. Coloca tus manos debajo de tus hombros, manteniendo los codos cerca de tu cuerpo. Presiona tu pubis, muslos y pies en el suelo.

- Inhala, levante el pecho del suelo estirando los brazos y empujando el torso hasta una altura cómoda. Presiona tu coxis hacia tu pubis y levante tu pubis hacia tu ombligo para acortar tus crestas de la cadera. Tensa un poco tus caderas.

- Tensa los omóplatos sobre la espalda mientras extiende las costillas hacia adelante. Levántate por la parte superior de tu pecho. Asegúrate de que tu curvatura hacia atrás sea uniforme a lo largo de toda tu columna vertebral.

- Permanece en esta posición durante 15 a 30 segundos mientras respira normalmente. Para liberarse de esta posición, espira y baja tu cuerpo de nuevo al suelo.

La langosta

Enfoque: Columna
Nivel: Principiante
Tiempo total: 30 a 60 segundos.
Indicaciones: estreñimiento, gases, dolor lumbar, agotamiento.
Contraindicaciones: cefalea, lesión mayor de espalda; modificacion para lesion del cuello

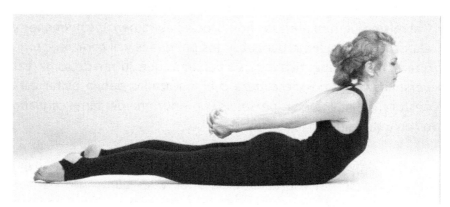

La langosta

La langosta se enfoca en aumentar la fuerza en la columna vertebral y en la parte posterior de los brazos, piernas y caderas, al mismo tiempo que estira los muslos, el pecho, el estómago y los hombros. Puede ayudarte a combatir el estrés y mejorar tu postura. Los expertos creen que la langosta puede ofrecer alivio para el estreñimiento, el gas, el agotamiento y el dolor lumbar. Aquellos con dolor de cabeza o una lesión importante en la espalda deben evitar esta postura. Las personas con una lesión en el cuello pueden querer usar una manta gruesa para apoyar su frente durante esta postura.

- Comienza acostándote boca abajo sobre tu estómago con los brazos a los lados, con las palmas hacia arriba. Gira tus muslos hacia adentro girando los dedos gordos uno hacia el otro. Tensa las caderas para que el coxis entre en tu pubis.

- Inhala. Levanta la cabeza, la parte superior del cuerpo, las piernas y los brazos del suelo. Tensa tus caderas de nuevo y extiende activamente tus piernas hacia las plantas de sus pies y dedos. Tus dedos gordos deben permanecer uno frente al otro. Levanta los brazos paralelos al suelo y extiende hacia atrás a través de las puntas de los dedos mientras empujas hacia el cielo. Presiona fuertemente tus omóplatos juntos.

- Mira hacia delante mientras mantienes tu cabeza estable. La parte posterior de tu cuello debe ser larga con la cabeza levantada.

- Mantente en esta posición durante 30 a 60 segundos. Para liberarse de esta posición, espira, baja tu cuerpo al suelo, descansa y respira un poco.

Flexion media hacia Adelante de pie

Enfoque: Espalda
Nivel: Principiante
Tiempo total: N/A
Indicaciones: digestión, hígado, riñones, insomnio.
Contraindicaciones: modificación para lesión de cuello

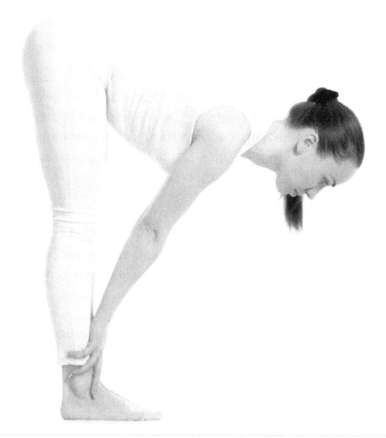

El Angulo abierto hacia delante

El ángulo abierto hacia delante se enfoca en fortalecer tu espalda para mejorar tu postura mientras simultáneamente estira la parte frontal de tu cuerpo. Aquellos que tienen una lesión en el cuello pueden realizar esta postura, pero deben evitar levantar la cabeza para mirar hacia adelante.

- Comienza con una curva hacia delante y apoya las puntas de tus dedos en el suelo junto a tus pies. Inhala, endereza los codos y curvea tu cuerpo lejos de tus muslos. Intenta crear tanto espacio entre tu ombligo y tu pubis como puedas.

- Empuja hacia el suelo con la punta de los dedos y levanta la parte superior de tu pecho hacia arriba y hacia adelante desde el suelo. Puedes doblar ligeramente las rodillas si es necesario.

- Mira hacia adelante sin contraer con fuerza la parte posterior de tu cuello. Respira un par de veces mientras estás en esta posición, luego exhala y regresa a la curva hacia adelante.

La esfinge

Enfoque: Columna
Nivel: Principiante
Tiempo total: 5 a 10 respiraciones.
Indicaciones: fatiga, depresión.
Contraindicaciones: dolor de cabeza, lesión de espalda

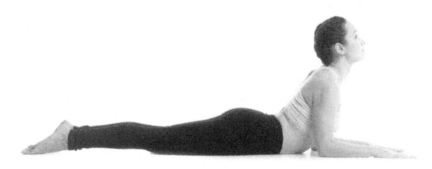

La esfinge

La esfinge fortalece tu columna mientras simultáneamente estira tus hombros, abdomen, pulmones y pecho. Puede energizar tus órganos abdominales y ayudar a aliviar el estrés. Las personas con dolor de cabeza o lesión en la espalda deben evitar esta postura.

- Comienza por acostarte boca abajo con las piernas juntas. Tensa el coxis hacia tu pubis y alárgalo hacia las plantas de tus pies. Gira tus muslos hacia adentro para alargar tu sacro y estirar tu espalda baja para prepararlo para el resto de esta postura.

- Mientras te estiras activamente a través de los dedos de los pies, continúa alargando tu coxis. Tensa ligeramente las caderas y activa tus piernas mientras descansa tu cerebro, ojos y lengua.

- Coloca sus codos debajo de tus hombros y coloca tus antebrazos en el suelo. Inhala y levanta la cabeza y el torso del suelo hacia una suave flexión hacia atrás.

- Levanta suavemente tu estómago desde el suelo para hacer que tu flexión hacia atrás se distribuya uniformemente a través de tus vértebras.

- Permanece en esta posición durante cinco a 10 respiraciones. Para liberarse de esta posición, espira, baja suavemente tu estómago hasta el suelo seguido de tu pecho y cabeza. Recuesta tu cabeza de lado y descansa en el suelo por unos momentos mientras respiras constantemente.

El sabio

Enfoque: Columna
Nivel: Intermedio
Tiempo total: 30 a 60 segundos.
Indicaciones: dolor de espalda, dolor de cadera, estreñimiento, asma, agotamiento.
Contraindicaciones: lesión medular, presión arterial (alta o baja), diarrea, insomnio, migrañas

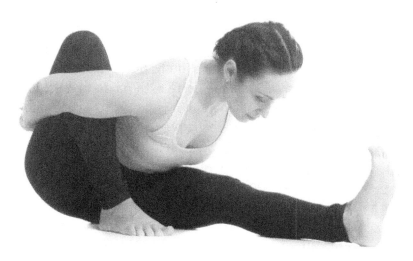

El sabio

El sabio fortalece y estira tu columna vertebral mientras estira tus hombros y energiza tu cerebro. Ofrece alivio a los enfermos de dolor de espalda y dolor de cadera. Los expertos también creen que el sabio puede ofrecer alivio para la indigestión, el estreñimiento, los dolores de espalda, la inquietud, el agotamiento y el asma. Aquellos con una lesión en la espalda solo deben realizar el sabio bajo la supervisión de un instructor experimentado. Las personas con problemas de presión arterial, migrañas, diarrea o insomnio deben evitarla por completo.

- Comienza por sentarte en la postura del personal. Siéntate en el suelo y estira las piernas hacia adelante, flexiona los tobillos y dobla los dedos hacia el torso, que está suspendido, recto y alto, y se eleva desde las caderas hacia el cielo.

- Dobla la rodilla derecha, apoyando la planta del pie derecho sobre el suelo. Tira de este pie cerca de tus huesos sentados. Gira la pierna izquierda ligeramente hacia adentro y fija la parte superior del muslo en el suelo. Presiona hacia abajo el talón izquierdo y mueva la parte inferior de tu dedo gordo del pie lejos de tu abdomen. Presiona el interior de su pie derecho contra el suelo mientras relajas la ingle interior derecha.

- Fija el muslo de tu pierna izquierda estirada al suelo para ayudar a alargar tu columna vertebral. Gira tu cuerpo hacia la derecha, enganchando tu brazo izquierdo sobre tu muslo derecho. Sosten la parte externa de tu muslo con tu mano y use esta palanca para levantar tu muslo mientras dejas que tu cadera derecha presione el suelo. Presiona las puntas de tus dedos en el suelo detrás de tu abdomen, levanta el torso para alargarlo e inclínalo ligeramente hacia adelante. Deja que tu ingle caiga en tu abdomen.

- Alarga tu columna vertebral con cada inhalación y gira tu cuerpo aún más mientras exhalas. Manten tu muslo cerca de tu estómago y colócate en ángulo sobre tus omóplatos para crear una flexión superior. Lentamente gira tu cabeza hacia la derecha.

- Mantente en esta posición durante 30 a 60 segundos.

- Para salir de esta postura, espira mientras sueltas los brazos y vuelve a la postura del personal: estira las piernas hacia adelante, flexiona los tobillos y dobla los dedos hacia el torso, que está suspendido recto y alto, subiendo desde las caderas hasta el cielo. Inhala, llena tus pulmones y expande tu pecho. Exhala lentamente y tómate el doble de tiempo para vaciar tus pulmones como lo hiciste para llenarlos. Toma otro aliento y déjalo salir

- Repite el proceso con el otro lado de tu cuerpo.

El Heroe

Enfoque: Arcos
Nivel: Principiante
Tiempo total: 30 segundos más.
Indicaciones: indigestión, flatulencia, dolor menstrual.
Contraindicaciones: lesión de tobillo, lesión de rodilla

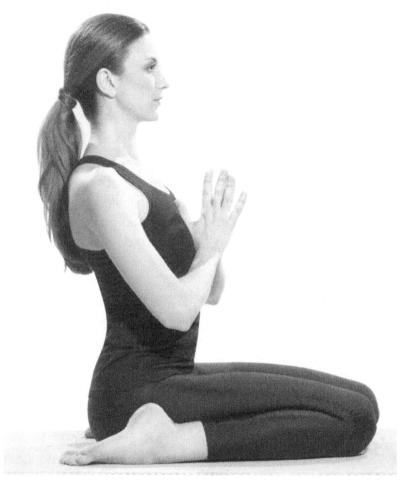

El Heroe

El héroe fortalece los arcos de tus pies mientras estira simultáneamente las piernas y el tobillo. Es ideal para aliviar el dolor menstrual, la indigestión y la flatulencia. Los expertos creen que el héroe puede ayudar al asma y la presión arterial alta. Si experimenta problemas cardíacos o tiene dolor de cabeza, debe evitar este. Si tienes una lesión en el tobillo o la rodilla, debes consultar con un instructor experimentado antes de adoptar esta postura.

- Nota: la forma más segura de realizar al héroe, especialmente al principio, es sentarte en un bloque de yoga. Aplicar la colocación correcta de las rodillas y los muslos para evitar lesiones. No debes sentir dolor en tus rodillas cuando estás en esta postura. Si siente algún dolor, detente y agrega algo de altura a tu soporte de cadera.

- La ilustración anterior proporciona una modificación para los yoguis más experimentados.

- Coloca un tapete doblado ante u y coloque un bloque de yoga en el suelo frente al tapete. Párate de rodillas en el medio de la colchoneta con los tobillos apoyados en el borde. Las rodillas deben estar separadas por la cadera. Tus pies se extenderán a cada lado del bloque de yoga en el suelo, ligeramente más ancho que tus caderas. Inhala.

- Mientras exhalas, baja lentamente las caderas entre tus talones y siéntate en el bloque de yoga, apoyando las palmas de las manos sobre tus muslos. Si experimentas algún dolor en la rodilla, detente y proporciona apoyo de asiento adicional, levantando las caderas para aliviar la presión sobre las rodillas.

- Mientras inhalas, revisa bien tus pies; La presión en el suelo debe provenir del centro de tus pies, no de los bordes internos o externos. Tus talones interiores deben estar tocando tus caderas externas.

- Continúa respirando y verifica que tus muslos estén paralelos. Asegúrate de que tus huesos de asiento estén parejos. Inclina tus caderas para que estés sentado sobre tus huesos sentados. Deja que tu coxis llegue al bloque. Deja que tu espalda mantenga su curvatura normal.

- Deja que tus brazos suban a sus articulaciones y usa una ligera activación en los omóplatos para expandir la parte superior de tu pecho. Alinea tu cabeza sobre tu espina dorsal y deja que tu mirada suave esté recta y ligeramente por debajo del nivel de los ojos.

- Al respirar profundamente, se consciente de que tu respiración llena tu cuerpo y se adentra en tu ser. Exhala lentamente, sigue tu respiración y deja que se lleve consigo toda la tensión, el estrés y la ansiedad.

- Los principiantes deben permanecer en esta posición durante 30 segundos al principio. Con el tiempo, podrán extender gradualmente su tiempo en esta postura a cinco minutos.

- Para liberar esta postura, inclínate hacia adelante, sobre tus manos y rodillas y estírate por detrás comenzando con una pierna y luego la otra.

Cabeza en la rodilla en torsion

Enfoque: Columna
Nivel: Intermedio
Tiempo total: 60 segundos
Indicaciones: dolor de cabeza dolor de cabeza, insomnio, agotamiento; Mejorar la digestión, función hepática y renal
Contraindicaciones: diarrea

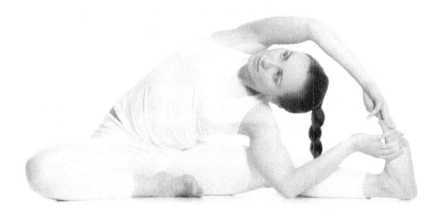

Cabeza en la rodilla en torsion

La cabeza en la rodilla en torsión sirve para abrir la columna vertebral y, al mismo tiempo, estirar los isquiotibiales y los hombros. Puede energizar el hígado y riñones y puede conducir a una mejor digestión. Los expertos creen que la realización regular de la cabeza en la rodilla en torsión puede ofrecer alivio a las personas que sufren de dolores de espalda, insomnio, dolores de cabeza y agotamiento. Mantente alejado de esta postura si actualmente padeces diarrea.

- Comienza sentándote con el torso recto y las piernas separadas. Dobla la rodilla derecha hacia un lado y levanta el talón derecho hasta la ingle. Flexiona ligeramente tu rodilla derecha y mueve tu talón derecho cerca de tu glúteo izquierdo.

- Exhala, inclina tu torso hacia la izquierda y lleva tu hombro izquierdo para encontrarse con la rodilla interior izquierda. Descansa el codo izquierdo en el suelo dentro de la rodilla izquierda, con la palma de la mano hacia arriba. Sujeta el dedo gordo del pie izquierdo. Alarga el lado derecho de tu cuerpo, mientras estiras el brazo derecho hacia arriba para curvarte sobre el muslo izquierdo. Continúa estirando tu lado derecho hasta que puedas tocar los dedos de tu pie izquierdo con los dedos de tu mano derecha.

- Empuja tu muslo izquierdo hacia el suelo mientras inhalas y estira suavemente la pierna izquierda. Evita mover el hombro izquierdo lejos de tu rodilla mientras estiras la pierna izquierda.

- Cuando tu rodilla izquierda este completamente extendida, puedes girar la cabeza y mirar hacia el cielo. Respira y mueve tu brazo derecho directamente hacia el cielo, inclinándote hacia tu pie izquierdo. Respira de nuevo, estira el brazo derecho sobre el lado izquierdo de la cabeza y toma el borde del pie derecho. Separa los codos y gira la cabeza hacia el cielo.

- Permanece en esta posición durante varias respiraciones profundas y lentas.

- Para salir de esta postura, suelta el pie izquierdo con las manos, deshaz el giro del torso y levántese hasta que estés nuevamente sentado en posición vertical con las manos bajadas a los costados. Vuelve a poner las piernas rectas delante de ti.

- Repite este proceso, estirándote hacia el lado derecho.

El héroe reclinado

Enfoque: Arcos
Nivel: Intermedio
Tiempo total: 30 a 60 segundos +
Indicaciones: varices, respiración, hipertensión arterial, ciática, infertilidad, insomnio, pies planos.
Contraindicaciones: lesión de rodilla, espalda, tobillo

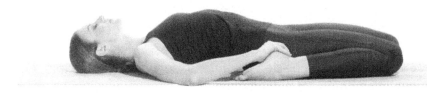

El heroe reclinado

El héroe reclinado trabaja para fortalecer los arcos mientras estira simultáneamente las piernas, el abdomen y los flexores de la cadera. El uso regular puede aliviar numerosas afecciones, como várices, otros problemas relacionados con las piernas y los pies, afecciones respiratorias y presión arterial alta. Las personas con lesiones en el tobillo, la rodilla, la cadera o la espalda deben renunciar a esta postura. El requisito previo para el héroe reclinado es sentirse cómodo en la postura del héroe, con o sin un bloque que soporte tus caderas.

- Comienza en el héroe, sentado en tus caderas y rodillas, con los pies, las plantas hacia arriba, justo fuera de las caderas.

- Exhala y coloca tus manos en el suelo ligeramente detrás de ti. Coloca tu torso en ángulo sobre tus manos, luego tus antebrazos, manteniendo tus rodillas y espinillas dobladas hacia el suelo.

- Si tus rodillas o espinillas se sueltan del piso, se ha inclinado hacia atrás demasiado. Levántate nuevamente y baja tu torso, apoyándolo en tus brazos, pero deteniéndose antes de que tus rodillas comiencen a perder contacto con el piso. Esta es la posición perfecta para ti.

- Sin embargo, si puedes ir más lejos, baja el torso hasta que estés sobre tus hombros. En este punto, baja los brazos hacia los costados con las palmas hacia arriba.

- Si tus costillas sobresalen dramáticamente, bájalas y presiona tu pubis contra tu ombligo.

- Sostén esta posición durante 30 segundos al principio. Con el tiempo, puedes trabajar gradualmente hasta cinco minutos seguidos.

- Para liberarte de esta posición, empuja tus antebrazos en el suelo y coloca tu peso sobre tus manos. Usando el apoyo de tus manos, levántate de nuevo a la postura del héroe usando la fuerza que rodea tu esternón.

Capítulo 7: Yoga para las caderas

El Angulo amarrado

Enfoque: caderas
Nivel: Principiante
Tiempo total: 5 minutos
Indicaciones: circulación sanguínea, dolor menstrual, síntomas de menopausia, hipertensión arterial, asma, depresión, ansiedad, fatiga.
Contraindicaciones: lesión de rodilla o ingle

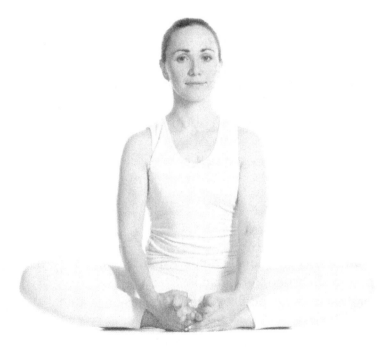

El Angulo amarrado

- La postura de ángulo amarrado (a.k.a. la postura del zapatero) es un gran abridor de la cadera y es un precursor recomendado para posturas de pie y giros. El ángulo amarrado energiza tus órganos abdominales inferiores, tu corazón y tu circulación sanguínea. Para las mujeres, puede ayudar a aliviar el dolor menstrual y los síntomas de la menopausia. También puede reducir la presión arterial alta y aliviar los síntomas del asma. Además de abrir las caderas, el ángulo amarrado puede estirar la ingle, las rodillas y los muslos internos.

- Comenzar en la posición de bastón. Exhala, dobla las rodillas y tira de los talones hacia el torso. Sujeta tus pies con tus manos, juntando las plantas de los pies. Cuando las rodillas se doblen, déjalas caer a ambos lados de tu cuerpo. Tira de los talones lo más cerca posible de la pelvis y flexiona los dedos de los pies hacia arriba y hacia afuera.

- Debes estar sentado para que tu pubis y el coxis estén a la misma distancia del suelo. Alarga la parte frontal de tu pecho manteniendo los hombros hacia atrás y elevando el esternón. Permite que tus muslos graviten hacia el suelo.

- Mantén esta posición por hasta cinco minutos. Para salir de esta posición, respira, junte lentamente las rodillas y regresa las piernas a la posición inicial.

El Angulo amarrado reclinado

Enfoque: caderas
Nivel: Principiante
Tiempo total: 60 segundos más.
Indicaciones: circulación, dolor menstrual, síntomas de menopausia, digestión, fertilidad.
Contraindicaciones: modificaciones para lesión inguinal o lesión de rodilla

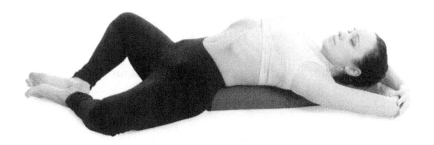

El Angulo amarrado reclinado

El ángulo amarrado reclinado abre tus caderas mientras simultáneamente estira las rodillas, los muslos internos y la ingle. Puede mejorar tu circulación, aliviar el dolor menstrual y los síntomas de la menopausia, energizar tus órganos abdominales y aliviar el estrés. Las personas con una lesión en la ingle o la rodilla deben abordar esta postura con soportes debajo de las rodillas.

- Siéntate en el suelo y coloca un relleno de apoyo directamente detrás de ti. Comienza adoptando la postura de ángulo unido. A continuación, exhala e inclina tu torso hacia el suelo, sosteniéndote con los brazos hasta que tu espalda esté sobre el relleno.

- Levanta tus caderas ligeramente para permitir que tu espalda baja se alargue, luego regresa tus caderas al suelo.

- Las rodillas ya deben estar separadas con las plantas de los pies juntas, a una distancia cómoda de la ingle. No presiones tus rodillas contra el suelo; quieres que tus músculos de la ingle se mantengan suaves. Coloca soportes debajo de tus muslos, si esto es más cómodo. El propósito de esta postura es la relajación y la comodidad, no estiramiento.

- Apoya tus brazos cómodamente en el suelo a un ángulo de 45 grados de tu torso.

- Puedes descansar aquí todo el tiempo que quieras. Deja que elimine el estrés y permita que tu cuerpo, y tu mente, se queden quietos y tranquilos.

- Para liberarse de esta posición, estira las piernas hasta que esté acostado en posición de cadáver.

Pose del niño

Enfoque: caderas
Nivel: Principiante
Tiempo total: tres minutos.
Indicaciones: fatiga
Contraindicaciones: embarazo, diarrea, lesión de rodilla

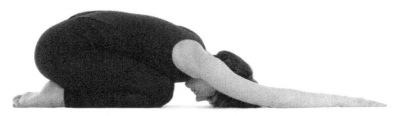

Pose del niño

La postura del niño estira las caderas, los tobillos y los muslos y puede ayudar a vencer la fatiga. Es una posición fácil que casi cualquiera puede usar para la relajación. Simplemente no lo uses si estás embarazada, tiene diarrea o tiene una lesión en la rodilla.

- Comienza en una posición de rodillas con las rodillas separadas al ancho de las caderas y los pies juntos, con las plantas hacia arriba. Toma respiraciones lentas y completas a lo largo de esta postura.

- Baja las caderas hasta que estén descansando sobre tus talones (o lo más cerca que pueda de ellas). Exhala y dobla tu torso hacia el suelo hasta que se derrita en la parte superior de tus muslos, con la frente apoyada en el suelo.

Nuevamente, si no puedes doblarte tan cómodamente, ve tan lejos como puedas. Con el tiempo, tu cuerpo se relajará más y podrá derretirse aún más en la postura del niño.

- Apoya tus brazos en el suelo al lado de su cuerpo, con las palmas hacia arriba. Siente como se relaja tu columna vertebral. Deja que tus hombros se relajen hacia abajo y los omóplatos se abren naturalmente.

- Para estirar suavemente la parte superior de la espalda, descansa los brazos hacia delante y hacia afuera. Nuevamente, si no puedes mantener los brazos rectos, solo llega tan lejos como puedas. Con el tiempo, podrás estirar los brazos por encima de la cabeza, con un rango completo de movimiento.

- Permanece en esta posición todo el tiempo que quieras. Para liberarte de esta postura, inhala y levanta tu torso.

El bote

Enfoque: Flexores De la Cadera
Nivel: Intermedio
Tiempo total: 10 a 20 segundos o más.
Indicaciones: energiza la tiroides, próstata, riñones.
Contraindicaciones: asma, presión arterial baja, cefalea, diarrea, insomnio, embarazo; modificacion para lesion del cuello

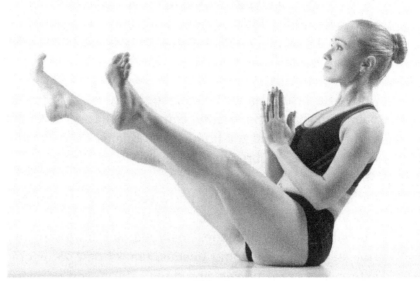

El bote

El bote fortalece tus flexores de cadera, así como tu columna vertebral y abdomen, al mismo tiempo que energiza los órganos internos que incluyen los intestinos, la glándula tiroides, la próstata y los riñones. Las personas con asma, problemas cardíacos o presión arterial baja deben evitar esta postura, al igual que las personas con dolor de cabeza, diarrea o insomnio. Las mujeres embarazadas o que experimentan menstruación también deben evitarlo. Si tienes una lesión en el cuello, debes sentarte frente a una silla o pared para que pueda sostener tu cabeza cuando te inclinas hacia atrás.

- Comienza sentándote en el suelo con las piernas estiradas delante de ti.

- Coloca tus manos en el suelo ligeramente detrás de las caderas, con los dedos apuntando hacia adelante, y presiona sobre el suelo. Arquea tu pecho e inclina ligeramente tu cuerpo hacia atrás. Mantén tu columna recta mientras haces esto.

- Siéntate bien. Concéntrate en alargar la parte frontal de tu cuerpo entre su pubis y la parte superior de tu pecho. Siéntate encima de tus huesos sentados y sobre tu coxis.

- Espira y dobla las rodillas, con los pies en el suelo al principio.

- Arquea tu pecho e inclina ligeramente tu cuerpo hacia atrás. Mantén tu columna recta y alta.

- Manteniendo el pecho alto y la columna vertebral rectos, camina con los pies sobre los dedos de los pies, acercándolos a las caderas. Esto naturalmente significa que te inclinas un poco hacia atrás para mantener el equilibrio.

- Levanta primero un pie del suelo y luego el otro. No te preocupes por estirar las piernas en este punto. Experimenta con esto hasta que te sientas lo suficientemente cómodo como para tener ambos pies sobre el suelo al mismo tiempo.

- El barco te permite mucha libertad de posicionamiento. Mientras experimenta con tu equilibrio, no olvides activar tus pies. Puedes apuntar los dedos de los pies o flexionar los pies. Esta es una posición particularmente buena en la cual practicar la extensión de cada dedo y estirarlos por separado.

- Resiste la tendencia natural a encorvar la espalda; manten tu columna recta, tu cuello continúa la línea de su espina dorsal hacia arriba a través de la parte superior de tu cabeza.
- A medida que ganes confianza con el equilibrio, con la espalda recta, con ambas piernas levantadas del suelo, comienza a experimentar estirando las piernas. Eventualmente, querrás poder balancearse en tus caderas con ambas piernas rectas en el aire, en un ángulo de 45

grados con el suelo. Alarga el coxis hacia abajo y levanta el pubis hacia el ombligo. Si puedes, estira las rodillas levantando la punta de los dedos del pie por encima del nivel de los ojos.

- Cuando estés cómodamente equilibrado, extiende los brazos hacia los lados y separe los omóplatos, extendiéndose hacia afuera a través de las puntas de los dedos. Mantén la parte inferior de tu estómago firme y plana. Ancla al suelo presionando la parte superior de los muslos hacia abajo mientras levantas la parte superior de tu pecho aún más.

- Continúa respirando constantemente. Mantén tu cuello recto y largo, una extensión fuera de la parte superior de su columna vertebral. Tu barbilla debe sentirse ligeramente hundida pero tú mandíbula debe sentirse floja.

- Comienza fácil con esta pose. Gradualmente vaya avanzando hasta que pueda sostener esta postura durante un minuto a la vez.

- Para liberarse de esta posición, espira y dobla las piernas, bajando los pies al suelo. Inhala y vuelve a la posición inicial.

El leño ardiente

Enfoque: caderas
Nivel: Intermedio
Tiempo total: 60 segundos.
Indicaciones: ansiedad, estrés.
Contraindicaciones: lesión de rodilla, lesión lumbar

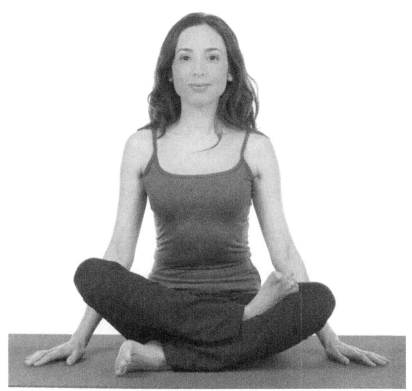

El leño ardiente

El leño ardiente se enfoca en estirar las caderas y el área de la ingle. Aquellos que tienen una lesión en la rodilla o en la parte inferior de la espalda deben evitar esta postura.

El leño ardiente se llama así porque consiste en apilar las piernas más bajas, una encima de la otra.

- Comienza sentándote en el borde de una manta gruesa y doblada con las piernas estiradas frente a ti. Lleva tu torso hacia arriba y haz rodar hacia atrás la parte superior de los huesos de la parte superior del brazo mientras presionas la parte inferior de los omóplatos. Siéntate derecho y erguido, como si una cuerda tirara hacia arriba desde la parte superior de tu cabeza.

- Dobla la pierna izquierda y coloca la parte ósea de tu tobillo izquierdo sobre tu pierna derecha, de modo que tu pie quede justo por fuera de la cadera derecha, justo por encima de la rodilla derecha. Esta es la pose de registro de medio fuego.

- Para proteger la articulación de la rodilla, no permita que la rodilla caiga por debajo del tobillo. Cuando empiece a practicar esta postura, no te alarmes si tu rodilla se eleva muy por encima del tobillo; con el tiempo, podrás bajarlo hasta que se apile horizontalmente sobre la otra pierna.

- Para pasar a la posición de registro de fuego total, dobla la pierna derecha hasta que esté directamente debajo de la pierna izquierda. El pie derecho debe quedar justo fuera de la rodilla izquierda y el talón izquierdo se colocará debajo de la rodilla derecha. Manteniendo el torso alargado, exhala y estírate un poco hacia adelante, doblando las caderas. Apolla tus manos en el suelo a tu lado, brindándote apoyo con los dedos.

- A medida que respiras, tu pecho se elevará. Cuando esto suceda, alarga tu torso aún más, estirándote desde las caderas hasta la parte superior de tu cabeza.

- Permanece en esta posición durante al menos 60 segundos. Para liberarte de esta posición, respira, pon tu cuerpo en posición vertical y desengancha las piernas.

- Repite este proceso, colocando la pierna derecha en la parte superior esta vez.

El bebe feliz

Enfoque: articulaciones de cadera
Nivel: Principiante
Tiempo total: 30 segundos.
Indicaciones: relajación cerebral, ansiedad.

Contraindicaciones: embarazo, lesión de rodilla; modificación para lesión del cuello

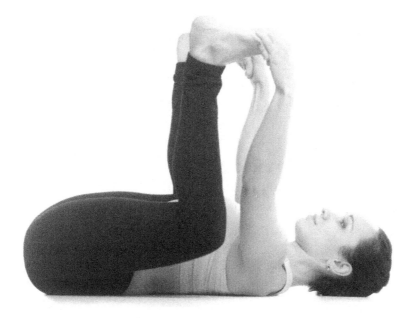

El bebe feliz

El bebé feliz trabaja en abrir las articulaciones de la cadera mientras estira la columna vertebral, la espalda y la ingle. Esta es una postura muy relajante para tu mente y puede ayudar a aliviar la ansiedad. Las personas que están embarazadas o tienen una lesión en la rodilla deben evitar realizar esta postura. Si tienes una lesión en el cuello, use una manta para sostener tu cabeza.

- Comienza recostándose sobre tu espalda. Exhala y dobla tus rodillas hacia tu estómago.

- Respira y agarra la parte exterior de tus pies con las manos. Extiende las rodillas al ancho de las caderas y bájalas hacia tus brazos.

- Tire de tus piernas hacia abajo hasta que cada tobillo esté recto por encima de tu rodilla. Flexiona tus tobillos y empuja lentamente tus pies en tus manos mientras proporciona fuerza opuesta con tus manos.

- Permanece en este punto de tensión activa durante hasta 30 segundos antes de soltarte y vuelve a la posición original.

La garza

Enfoque: caderas
Nivel: Principiante
Tiempo total: 30 a 60 segundos.
Indicaciones: pies planos, gas.
Contraindicaciones: lesión de tobillo, lesión de rodilla

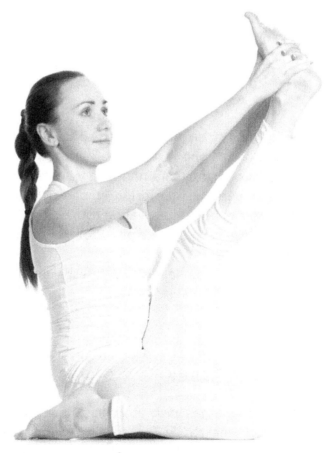

La garza

La garza abre tus caderas mientras estira intensamente tus isquiotibiales. Los expertos creen que puede ofrecer alivio para pies planos y tratamiento para gases. Las mujeres que están experimentando la menstruación y cualquier persona con problemas de tobillo o rodilla no deben realizar esta postura sin la ayuda de un instructor experimentado.

- Comienza sentándote erguido, con las piernas estiradas frente a ti.

- Dobla la rodilla derecha, doblando la parte inferior de la pierna hasta que tu pie puntiagudo (la suela mirando hacia arriba) esté en el suelo justo fuera de tu muslo derecho. Debes estar descansando en tus huesos para sentarte. Si tus huesos de asiento no comparten tu peso por igual, usa una manta doblada o un bloque para levantar tus caderas del suelo y permitir que tus caderas descansen uniformemente en el suelo.

- Dobla la rodilla izquierda hacia arriba y desliza el pie hacia atrás, hacia el muslo izquierdo. Sujeta tu pantorrilla izquierda con ambas manos.

- Mantén tu espalda recta y tu torso en lo alto. Jala los omóplatos para dejar espacio para que tu pecho se eleve y expanda. Inhala y, con las manos, levántate y estira la pierna izquierda. Si esta acción es fácil para ti, sujeta tu pantorrilla más abajo por la pierna. Eventualmente, deberías poder agarrar tu pie y aun así levantar tu pierna cómodamente.

- Permanece en esta posición durante varias respiraciones. Mantén tu pecho abierto, tus hombros hacia abajo y tu espalda recta.

- Para liberar la garza, exhala, dobla y suelta la pierna derecha, bajando el pie al suelo. Estira lentamente la pierna izquierda y regresa a tu posición inicial.

- Repite este proceso, esta vez enderezando tu pierna derecha.

El ojo de la aguja

Enfoque: caderas
Nivel: Principiante
Tiempo total: 30 a 60 segundos.
Indicaciones: depresión, ansiedad; estimula la circulación sanguínea
Contraindicaciones: lesión de espalda, rodilla o cadera, embarazo (después del primer trimestre)

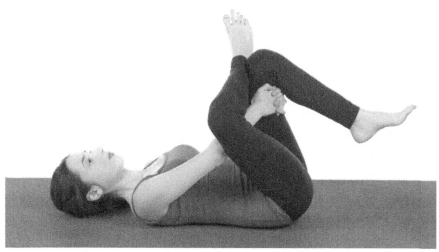

El ojo de la aguja

El ojo de la aguja se enfoca en abrir las caderas mientras simultáneamente estiras los isquiotibiales y los muslos internos. Las personas con lesiones de espalda, rodilla o cadera deben evitar esta postura, al igual que las mujeres embarazadas que han pasado su primer trimestre.

- Comenzar en la postura del cadáver. Dobla las rodillas y desliza los pies parcialmente hacia las caderas, manteniendo las piernas separadas a la altura de la cadera. Descansa los brazos al lado de tu cuerpo y dedica unos momentos a concentrarte en tu respiración. Respira lentamente a lo largo de este ejercicio, exhalando el doble de tiempo que inhala.

- Inhala y levanta tu pierna izquierda, girándola para que la rodilla apunte hacia afuera. Descanza los tobillos izquierdos en la parte superior del muslo derecho, justo debajo de la rodilla. Flexiona tu pie izquierdo, separando los dedos de los pies.

- Pasa el brazo izquierdo entre tus piernas y tome el muslo derecho con las dos manos. Entrelaza tus dedos debajo del muslo.

- Manteniendo tus hombros firmemente contra el suelo, con los brazos, tira de tu muslo hacia tu cuerpo hasta que tu pie derecho esté fuera del suelo. Deberías sentir una ligera resistencia, pero no debería ser dolorosa. Mantén los hombros planos y relaja la parte superior del cuerpo, incluidos los músculos faciales.

- Expande tu pecho, manteniendo tu espalda en el suelo. Mueve tu barbilla hacia tu esternón y mira tu cuerpo. Alarga la columna vertebral empujando el coxis hacia el suelo. Manténte en esta posición durante 30 a 60 segundos.

- Para soltar, suelta la pierna derecha y baja el pie derecho hasta el suelo. Descruza tus piernas y regresa tu pie izquierdo al suelo.

- Respira profundamente, luego repite, colocando la pierna derecha sobre el muslo izquierdo.

Hacia delante con piernas separadas

Enfoque: caderas
Nivel: Principiante
Tiempo total: 30 a 60 segundos.

Indicaciones: dolor lumbar, dolores de cabeza, agotamiento.
Contraindicaciones: modificación para el dolor lumbar

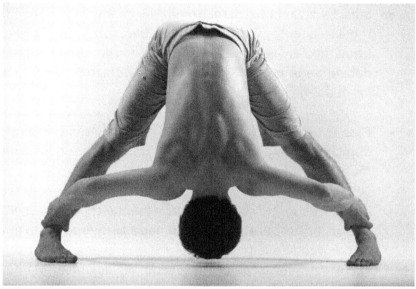

Hacia delante con piernas separadas

La curva hacia delante con piernas separadas abre tus caderas mientras, al mismo tiempo, estira y fortalece tu columna vertebral y la parte posterior de tus piernas. También es excelente para tratar el dolor de espalda, dolores de cabeza, agotamiento y depresión. Las personas con problemas en la espalda baja no deben completar la curva completa hacia adelante.

- Comienza de pie en posición de montaña. Permanece erguido y recto con los pies lo suficientemente separados para sentirte estable.

- Ahora, amplía tu postura, colocando tus pies a cuatro pies de distancia. Tus pies deben estar orientados hacia adelante. Establece una conexión sólida con el suelo cambiando tu distribución de peso para que se divida por igual entre la base de tus dedos gordos, la base de tus dedos pequeños y los lados izquierdo y derecho de tus talones.

- Coloca tus manos en tus caderas. Mete tus tobillos para levantar los arcos de tus pies. Empuja el borde exterior y las bolas de sus pies hacia el suelo. Activa los músculos de tus muslos.

- Inhala y expande tu pecho, alargando tu torso. Espira y dóblate hacia delante desde tus caderas, manteniendo la espalda recta. Cuando tu torso esté paralelo al suelo, presiona las puntas de tus dedos en el suelo y alinéalos hacia abajo desde tus hombros. Enderezate, pero no bloquies tus codos.

- Redondea tu espalda desde el coxis hasta la parte superior de tu cuello. Mantén tu cabeza levantada y tu cuello alargado. Mirar. Alarga la parte frontal de tu cuerpo moviendo los muslos hacia atrás y ensancha la parte inferior de tu abdomen separando la ingle interna.

- Toma varias respiraciones en esta posición. Luego, mueve lentamente las puntas de tus dedos hacia atrás entre tus pies.

- Continúa respirando. Mientras exhalas, dobla los codos y tira de tu cuerpo hacia abajo en una curva completa hacia adelante. Sostén la longitud de tu torso el mayor tiempo posible mientras lo bajas hacia el suelo. Descansa la parte superior de tu cabeza en el suelo si puede tocar el suelo.

- Presiona tus palmas sobre el suelo y lentamente mueve las manos hacia atrás hasta que puedas colocar tus brazos sobre el suelo. Amplía tus omóplatos y mantén tus brazos paralelos el uno con el otro. Mueve suavemente tus hombros lejos de tus orejas.

- Mantente en esta posición durante 30 a 60 segundos. Para liberarte de esta posición, mueve tus manos hacia adelante debajo de tus hombros nuevamente y utilízalas para levantar y alargar la parte frontal de tu cuerpo.

- Inhala, baja tu coxis hacia el suelo y levanta suavemente tu torso, dejando que tus brazos cuelguen naturalmente. Levanta la parte superior del cuerpo, una vértebra a la vez, desde el coxis hasta la cabeza, hasta que tu columna vertebral esté vertical.

- Regreso a la postura de montaña. Permanece erguido y recto con los pies lo suficientemente separados para sentirte estable. Establece una conexión sólida con el suelo cambiando su distribución de peso para que se divida por igual entre la base de tus dedos gordos, la base de tus dedos pequeños y los lados izquierdo y derecho de tus talones.

La postura eterna

Enfoque: caderas
Nivel: Avanzado
Tiempo total: 30 a 60 segundos.
Indicaciones: colitis, úlceras pépticas, artritis, ciática (bajo supervisión profesional), trastornos urinarios, trastornos de las glándulas sexuales, prevención de hernias.
Contraindicaciones: hernia discal, diarrea crónica o cefalea, ciática

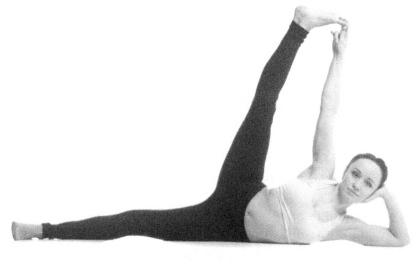

La postura eterna

La postura eterna abre tus caderas mientras simultáneamente estira los lados y la parte posterior de tus piernas.

- Comienza recostado en el suelo sobre tu lado izquierdo. Flexiona el pie izquierdo, aprieta el tobillo y estabiliza tu cuerpo con la parte exterior del pie. Extiende tu brazo izquierdo sobre tu cabeza en el suelo, dobla tu codo izquierdo y usa tu mano para sostener tu cabeza.

- Gira la pierna derecha hacia afuera para que tus dedos apunten hacia el cielo. Dobla la rodilla derecha y toma tu pantorrilla derecha con la mano derecha. Respira y estira lentamente tu pierna hacia el cielo, enderezándola por completo. Una vez que puedas hacer esto cómodamente, agarra el dedo gordo del pie en lugar de las piernas para envolver tus dedos alrededor de la parte inferior del pie y luego estire la pierna.

- Tensa el sacro hacia tu abdomen para evitar que la pierna se incline hacia adelante. Presiona activamente a través de las plantas de ambos pies. Una vez que tu pierna derecha esté recta, mantén esta posición durante varias respiraciones.

- Para liberarse de esta posición, dobla y baja tu pierna derecha, luego gira sobre tu espalda para que todos tus músculos se relajen.

- Toma algunas respiraciones completas. Luego rueda hacia tu lado derecho y repite el proceso.

Capítulo 8: Yoga para el cuello

El gato

Enfoque: Cuello, espalda y torso.
Nivel: Principiante
Tiempo total: N / A
Indicaciones: digestión, estimula riñones y glándulas suprarrenales.
Contraindicaciones: modificaciones para lesiones de cuello

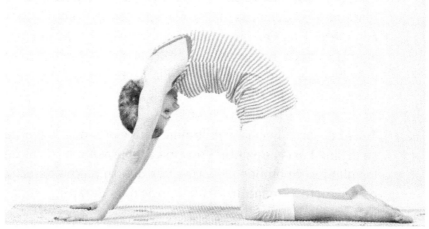

El gato

La postura del gato estira tu espalda y cuello mientras masajea suavemente tu estómago y columna vertebral. A menudo se empareja con la pose de la vaca. Encontrarás esta combinación usada en el Capítulo 3 como calentamiento. Las personas con una lesión en el cuello deben mantener su cabeza cuidadosamente extendida hacia afuera desde un cuello recto a lo largo de esta postura.

- Comienza a gatas, con tu columna vertebral neutral (recta) y tu cuello estirado. Si tienes una lesión en el cuello, mantén tu cabeza y cuello en esta posición neutral durante todo el ejercicio. Las rodillas estarán separadas por la anchura de la cadera, directamente debajo de las caderas.

- Tus manos se colocarán directamente debajo de tus hombros, con los dedos apuntando hacia adelante. NO bloquees tus codos. Si tienes una lesión en la muñeca, flexionar ligeramente los brazos en el codo proporcionará apoyo adicional. Si tu lesión no te permite cargar peso en tus muñecas, apoya tus antebrazos en una silla u otra superficie ligeramente elevada. Inhala.

- Mientras exhalas, deja caer la cabeza hasta que cuelgue relajada. Al mismo tiempo, presiona el ombligo hacia arriba, hacia tu columna vertebral, empujando tu espalda hacia una joroba, como un gato arqueando la espalda. Esto hará que metas el coxis e inclinarás la parte inferior de la pelvis hacia adelante.

- Inhala mientras regresas a la posición neutral.

- Repite el estiramiento del gato cinco veces. Con el tiempo, puede aumentar tus repeticiones hasta 20 veces en una sola configuración.

El delfin plano

Enfoque: Cuello
Nivel: Intermedio
Tiempo total: 30 a 60 segundos.
Indicaciones: estrés, depresión, osteoporosis (preventiva).
Contraindicaciones: modificación para lesión de hombro, lesión de cuello

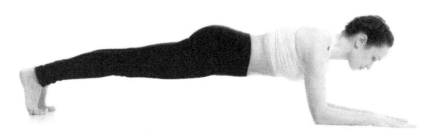

El delfín plano

El delfín plano trabaja los músculos del cuello y estira la parte inferior de las piernas, los hombros y los arcos. Construye fuerza en tus piernas, brazos y músculos centrales. El desempeño regular de esta postura puede reducir la probabilidad de desarrollar osteoporosis. Ofrece alivio del estrés y se ha encontrado útil en el tratamiento de la depresión.

- Comienza en la postura del delfín: Párate sobre tus manos y rodillas. Coloca tus antebrazos planos en el suelo con los codos alineados con tus hombros. Junta tus manos y presiona firmemente tus antebrazos contra el suelo. Presiona tus caderas hacia el cielo hasta que tus piernas estén rectas.

- Dobla las rodillas y pon los pies detrás de ti hasta que tus piernas estén rectas. Tu cuerpo será paralelo al suelo. Tus hombros deben estar directamente por encima de tus codos. Si tienes una lesión en el hombro, usa mantas para sostener tu torso. Si tienes una lesión en el cuello, apoya tu frente en un bloque de yoga o en un asiento de silla.

- Presiona tus antebrazos y codos sobre el suelo. Activa tus omóplatos en la espalda y extiéndalos hacia afuera. Expande tus clavículas también.

- Empuja tus muslos hacia el cielo mientras alargas tus piernas desde el coxis hasta las plantas de tus pies. Tire de tu ombligo hacia su columna vertebral, resistiendo el impulso de dejar que tu espalda se doble. Levanta la cabeza desde la parte posterior de tu cuello hasta que esté paralela al suelo y mira directamente hacia abajo.

- Permanece así por varias respiraciones. Para liberarse, espira y permite que tus rodillas se suelten hacia suelo, luego baja el pecho, baja los brazos hacia los costados y descansa boca abajo en el suelo. Deja que tus músculos se relajen mientras sigues respirando lenta y profundamente.

El pez

Enfoque: Cuello
Nivel: Principiante
Tiempo total: 15 a 30 segundos.
Indicaciones: estreñimiento, dolor menstrual, dolores de espalda, agotamiento, ansiedad, afecciones respiratorias.
Contraindicaciones: presión arterial (alta o baja), inquietud, migraña, lesión importante en el cuello o lesión en la parte inferior de la espalda

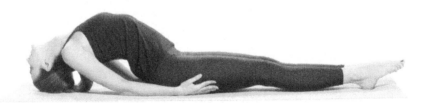

El pez

El pez desarrollará fuerza en la parte posterior de tu cuello y en la parte superior de tu espalda mientras estira tu garganta, la parte frontal de tu cuello, los flexores profundos de la cadera y los músculos de las costillas. Los textos antiguos afirman que el rendimiento de esta postura puede ayudar a destruir enfermedades de forma natural. La investigación moderna muestra que el rendimiento regular puede ayudar a mejorar tu postura. Los expertos también afirman que puede ofrecer alivio para el estreñimiento, el dolor menstrual, los dolores de espalda, el agotamiento, la ansiedad y las afecciones respiratorias. Las personas con problemas de presión arterial, inquietud, migraña o una lesión importante en el cuello o la espalda baja deben evitar esta postura.

- Comienza recostándote sobre tu espalda con las rodillas dobladas y los pies apoyados en el suelo. Inhala, levanta tu abdomen del suelo y coloca las manos debajo de las caderas, con las palmas hacia arriba. Baja tus caderas sobre tus manos con los codos y antebrazos cerca de tu cuerpo.

- Inhala y empuja los codos y antebrazos en hacia el suelo. Presiona los omóplatos hacia arriba en tu espalda. Respira de nuevo y levanta la parte superior de tu cuerpo y dirígete al suelo. Permite que la parte superior de tu cabeza se incline hacia atrás y toca el suelo, pero evita crujir el cuello. Mantén tus rodillas dobladas.

- Permanece en esta posición durante 15 a 30 segundos y respira constantemente. Para liberarse de esta postura, espira, levanta la cabeza y baja la parte superior del cuerpo hasta el suelo antes de dejar que la cabeza descanse también en el suelo. Lleva tus rodillas al estómago y apriétalos con las manos mientras permite que los músculos de la espalda se relajen.

Oreja al hombro

Enfoque: Cuello
Nivel: Principiante
Tiempo total: 10 veces por lado.
Indicaciones:
Contraindicaciones: lesión de cuello, lesión de hombro

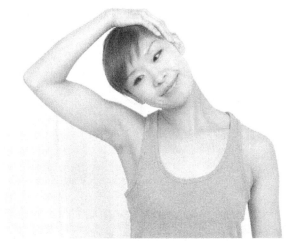

Oreja al hombro

La postura de oreja a hombro estira el cuello, el trapecio y los músculos de los hombros. Puede realizarlo fácilmente en cualquier lugar, sentado o de pie, siempre que mantengas tu columna recta. Las personas con una lesión en el cuello o el hombro deben evitar esta postura.

• Comienza sentado o de pie con una columna recta. Inhalar.

• Relaja tus brazos y mira al frente. Exhala mientras baja tu oreja derecha hacia tu hombro derecho. No inclines la cabeza hacia adelante o hacia atrás.

• Para extender este estiramiento (opcional), coloca tu mano derecha sobre tu cabeza. No tires, pero deje que el peso de tu brazo se agregue al estiramiento. Regresa tu brazo a tu lado.

• Inhala y levanta la cabeza hasta la posición inicial.

• Respira, luego repite este proceso a la izquierda

El cadaver

Enfoque: cuello

Nivel: Principiante
Tiempo total: 5 minutos por cada media hora de yoga.
Indicaciones: dolor de cuello, estrés, depresión, presión arterial alta.
Contraindicaciones: modificación de la lesión lumbar

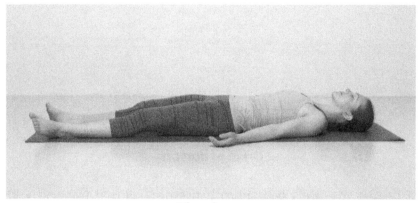

El cadáver

El propósito del cadáver es calmar todo el cuerpo. Ofrece alivio a los problemas relacionados con el dolor de cuello, como inquietud, agotamiento y dolores de cabeza. El cadáver puede disminuir tu presión arterial y tratar los casos de estrés y depresión. Las mujeres embarazadas deben realizar esta postura con el pecho y la cabeza levantados en un medio de apoyo. Las personas con una lesión en la espalda baja deben mantener las rodillas dobladas y los pies apoyados en el suelo a una distancia cómoda de tus caderas.

- Comienza por sentarte en el suelo con las rodillas dobladas y los pies tocando el suelo. Inclina tu cuerpo hacia atrás y apóyate en tus antebrazos. Con el peso de tu torso sobre las manos, levanta ligeramente tu abdomen del suelo y presiónalo contra el coxis.

- Inhala y estira suavemente la pierna derecha y luego la izquierda, extendiendo cada pierna a través de las plantas de los pies. Relaja tus piernas y tu ingle y asegúrate de que tus piernas se extiendan en línea con tu torso. Deja que tus pies se relajen y se vuelvan como ellos quieren. Aprieta tu abdomen y coloca tu espalda baja sobre el suelo, seguido de tus hombros y luego tu cabeza.

- Usa tus manos para estirar suavemente la parte inferior de tu cráneo lejos de tu cuello; estira tu columna vertebral desde la base de tu cuello hasta el coxis. Tu cabeza debe descansar recta desde todos los ángulos, mirando hacia arriba y no inclinada hacia ninguno de los hombros.

- Extiende tus brazos hacia el cielo. Suavemente balancee tu torso hacia adelante y hacia atrás para ensanchar tus costillas y separar los omóplatos de su espina dorsal. Relaja tus brazos hasta que descansen en el suelo a los lados con las palmas hacia arriba.

- Estira los brazos hacia afuera desde los omóplatos hasta las puntas de los dedos. Siente cómo tus omóplatos se conectan con el suelo; Tu contacto y presión deben ser parejos. Visualiza los extremos de tus omóplatos elevándose transversalmente hacia tu espalda cerca de la parte superior de tu pecho.

- Expande tus clavículas. Permite que sus órganos se relajen, incluso la lengua, las alas nasales, las orejas internas y la frente. Deja que tus ojos se relajen y miren hacia tu pecho. Facilita y relaja tu cerebro.

- Permanece en esta posición durante cinco minutos por cada media hora de yoga.

- Para salir de esta posición, espira y rueda hacia tu lado derecho. Toma un par de respiraciones. Exhala y presiona tus manos en el suelo para levantar tu cuerpo.

Capítulo 9: Yoga para el pecho

La media luna

Enfoque: Pecho
Nivel: Intermedio
Tiempo total: 30 a 60 segundos.
Indicaciones: osteoporosis, ansiedad, agotamiento, digestión y dolor menstrual.
Contraindicaciones: modificación para lesión de cuello

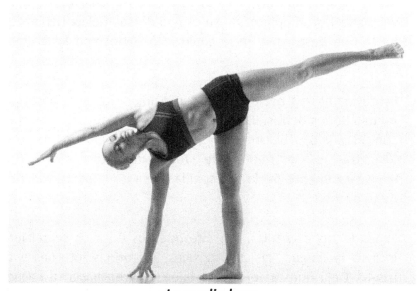

La media luna

La media luna estira el pecho, los hombros, la columna vertebral y la parte inferior de las piernas al mismo tiempo que fortalece las piernas, el abdomen, la columna y las caderas. El desempeño regular puede mejorar tu equilibrio y coordinación al tiempo que evita el estrés. Los expertos creen que la media luna puede revivir la osteoporosis, la ansiedad, el agotamiento, los problemas de digestión y las molestias relacionadas con la menstruación. Las personas con presión arterial baja, insomnio, migraña o dolor de cabeza deben evitar esta postura. Si tienes problemas de cuello, no levantes la cabeza, sino que mira hacia delante.

- Comienza en el triángulo extendido hacia tu lado derecho, con tu mano izquierda bajada hacia tu cadera izquierda.

- Inhala y dobla tu rodilla derecha. Desliza tu pie izquierdo seis pulgadas hacia adelante. Cuando muevas el pie izquierdo, estira la mano derecha un pie delante de ti, tocando el suelo con los dedos. Exhala, empuja tu mano derecha y el talón de tu pie derecho en el suelo y estira tu pierna derecha. A medida que endereza la pierna, levanta la pierna izquierda paralela al suelo, estirándola a través del talón izquierdo. Evita bloquear tu rodilla derecha.

- Gira la parte superior del cuerpo hacia la izquierda y permite que la cadera izquierda se desplace ligeramente hacia adelante. Los recién llegados a esta postura pueden encontrar útil mantener tu mano izquierda en la cadera y mantener la cabeza estable.

- Cambia el peso de tu cuerpo sobre la pierna derecha y mueve la mano inferior hacia el suelo para ayudar a mantener el equilibrio. Levanta el tobillo interno de tu pie derecho. Empuja tu sacro y los omóplatos a través de la espalda y alarga el coxis hasta el pie levantado.

- Mantente en esta posición durante 30 a 60 segundos. Para liberarte de esta postura, espira y vuelva a colocar tu pierna levantada en el suelo y en tu posición inicial. Repite con el otro lado de tu cuerpo.

La estocada baja

Enfoque: Pecho
Nivel: Principiante
Tiempo total: 60 segundos.
Indicaciones: ciática
Contraindicaciones: problemas del corazón

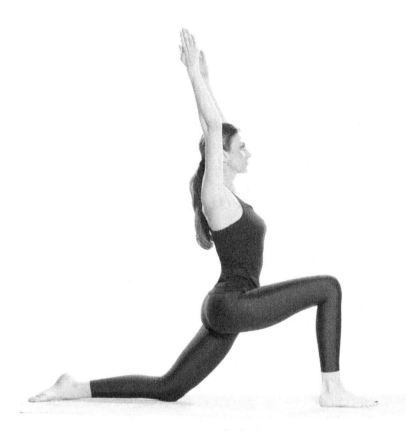

La estocada baja

La estocada baja puede ayudar a abrir el pecho y ofrece alivio para la ciática. Las personas con problemas cardíacos deben evitar esta postura.

- Comenzar en perro boca abajo. Párate sobre tus manos y rodillas con tus hombros directamente sobre tus manos y tus caderas sobre tus rodillas. Presiona tus caderas hacia arriba hasta que ambas piernas y brazos estén rectos. Deja que tu cuello continúe la línea recta de tu espalda desde las caderas hasta la cabeza. Respira hondo y lentamente.

- Mueve tu pie derecho hacia adelante hacia tu pulgar derecho.

- Baja tu rodilla izquierda al suelo. Estabiliza la rodilla derecha con las manos y mueva la rodilla izquierda más atrás detrás de usted hasta que se produzca un estiramiento en el muslo y la ingle. Coloca la parte superior de tu pie izquierdo en el suelo.

- Inhala y levanta tu torso hasta que esté alto y vertical. Cuando inhales, deja que tu pecho suba y se expanda. Continúa alcanzando la parte superior de tu cuerpo hacia el cielo.

- Levanta los brazos hacia los costados, luego por encima de la cabeza. Deja que el coxis apunte hacia el suelo e incline la parte inferior de la pelvis ligeramente hacia adelante.

- Lentamente gira la cabeza y mira hacia el cielo sin calambres en la parte posterior del cuello. Extiende tus dedos meñiques hacia el cielo. Sosten esta posición durante tres o cuatro respiraciones.

- Para liberarse de esta postura, espira y empuja hacia atrás con la pierna izquierda hasta que tu torso esté por encima de tu muslo derecho. Lleva la pierna izquierda hacia atrás para unirse a la pierna derecha, con ambas rodillas juntas en el suelo. Baja los brazos hasta que descansen a los lados.

- Exhala nuevamente mientras se inclina hacia adelante en las caderas y coloca tus manos en el suelo, poniéndolo en tus manos y rodillas.

- Levanta tus caderas, regresando al perro boca abajo. Con ambas piernas y brazos rectos. Respira profunda y lentamente. Mientras exhalas, baja las caderas hasta que tus rodillas estén en el suelo y te pones en cuatro patas.

- Permanece en esta posición durante un par de respiraciones completas.

- Repite todo el proceso, esta vez avanzando tu pie izquierdo hacia adelante.

El mono

Enfoque: Pecho
Nivel: Intermedio
Tiempo total: 30 a 60 segundos.
Indicaciones: estimulan los órganos abdominales, aumentan el flujo sanguíneo a la piel, insomnio.
Contraindicaciones: lesión de isquiotibiales, lesión inguinal

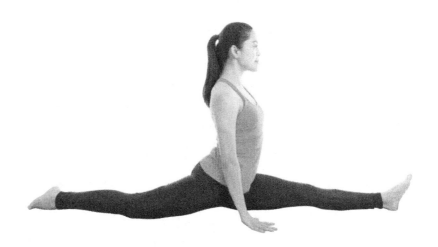

El mono

La postura del mono, también conocida como la división de yoga, trabaja para abrir el pecho mientras simultáneamente estiras las ingles y las piernas. También puede estimular tus órganos abdominales. Las personas con una lesión en el isquiotibial o la ingle deben renunciar a esta postura.

Debes poder completar una estocada profunda cómodamente antes de intentar el mono. No esperes realizar la pose de mono completa cuando lo hagas por primera vez; lleva tu cuerpo a lo más que pueda y no más lejos. Cuando sientas resistencia, detente. Con el tiempo, tu cuerpo aceptará estiramientos más profundos y más profundos.

Esta es una vez que querrás usar bloques para apoyar a tu cuerpo en el proceso de alcanzar al mono. Ten cuidado de calentar tu cuerpo bien de antemano, utilizando posturas que activen tus piernas, caderas y espalda, antes de comenzar. Querrás tener tres bloques a la mano. Puedes colocar un par de bloques ligeramente por delante de usted para usarlos como soporte más adelante.

- Comienza en perro boca abajo. Párate sobre tus manos y rodillas con tus hombros directamente sobre tus manos y tus caderas sobre tus rodillas. Presiona tus caderas hacia arriba hasta que ambas piernas y brazos estén rectos. Deja que tu cuello siga la línea recta de tu espalda desde las caderas hasta la cabeza. Respira hondo y lentamente.

- Avanza la pierna derecha hasta que quede entre tus manos y tu pie quede firmemente plantado en el suelo.

- Baja la rodilla izquierda al suelo y levanta el torso hacia arriba.

- Apoya tus manos en bloques (o algo fuerte) y mueve tu pierna izquierda más atrás, sintiendo el estiramiento en sus muslos y psoas. Cuando experimentes resistencia, detente y coloca un bloque debajo de la parte superior de su muslo derecho. Permítete descansar allí durante varias respiraciones.

- Con el tiempo, podrás extender tu pierna izquierda aún más, hundiéndose hasta que, finalmente, ambas piernas descansen en el suelo.

- Para liberar esta postura, coloca las manos en bloques a cada lado y presiona hacia abajo para levantar el torso. Dobla la rodilla izquierda y tira de la pierna hacia adelante hasta que la rodilla esté debajo de la cadera. Dobla la rodilla derecha y tira de la pierna derecha hacia atrás hasta que estés de pie sobre ambas rodillas.

- Baja las manos desde los bloques hasta el suelo directamente debajo de los hombros y levanta las caderas para regresar al perro orientado hacia abajo.

- Descansa en esta posición durante varias respiraciones antes de repetir el proceso, esta vez con la pierna izquierda hacia adelante.

El perro boca arriba

Enfoque: Pecho
Nivel: Intermedio
Tiempo total: 15 a 30 segundos.
Indicaciones: asma
Contraindicaciones: síndrome del túnel carpiano, lesión de espalda, cefalea, embarazo

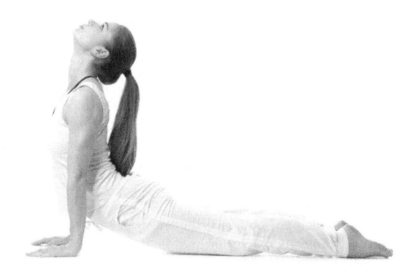

El perro boca arriba

El perro boca arriba estira el pecho, los pulmones, el abdomen y los hombros al mismo tiempo que fortalece los brazos, las muñecas y la columna vertebral. El uso regular puede mejorar tu postura y tonificar tus caderas. Los expertos atribuyen al perro que mira hacia arriba el alivio de los síntomas del asma. Cualquier persona con síndrome del túnel carpiano, lesión en la espalda, embarazo o dolor de cabeza debe evitar esta postura.

- Comienza acostándote boca abajo con las piernas extendidas detrás de ti y la parte superior de tus pies tocando el suelo.

- Coloca tus palmas en el suelo justo debajo de tus hombros, con los dedos apuntando hacia adelante. Inhala y empuja hacia abajo con las manos, endereza los brazos y levanta la parte superior del cuerpo del suelo. Tensa tus muslos y gíralos ligeramente hacia adentro. Gira tus brazos ligeramente hacia afuera.

- Inclina la parte inferior de tus caderas hacia delante y mantén los músculos enganchados. Aprieta los omóplatos, juntándolos. Mientras inhala, deje que la caja torácica se expanda. Sosten esta expansión mientras exhalas.

- Levanta tu torso a través de la parte superior de tu pecho sin empujar tus costillas hacia adelante. Mira hacia adelante.

- Permanece en esta posición durante 15 a 30 segundos mientras continúa respirando constantemente.

- Para liberar esta postura, exhala y permite que tu cuerpo se hunda en el suelo.

La cosa salvage

Enfoque: Pecho
Nivel: Intermedio
Tiempo total: 10 respiraciones
Indicaciones: depresión, agotamiento.

Contraindicaciones: lesión del manguito rotador, síndrome del túnel carpiano

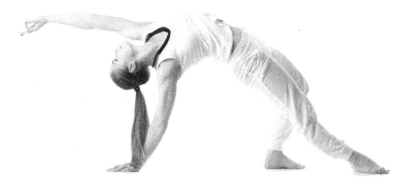

La cosa salvage

La cosa salvaje funciona para abrir el pecho, los hombros, los flexores de la cadera y los pulmones, mientras que al mismo tiempo aumenta la fuerza en la parte superior de la espalda y los hombros. Los expertos creen que puede ofrecer alivio para la depresión y el agotamiento. Si tienes una lesión en el manguito rotador o el síndrome del túnel carpiano, debes renunciar a esta postura.

- Comenzar en perro orientado hacia abajo. Párate sobre tus manos y rodillas con tus hombros directamente sobre tus manos y tus caderas sobre tus rodillas. Presiona tus caderas hacia arriba hasta que ambas piernas y brazos estén rectos. Deja que tu cuello continúe la línea recta de tu espalda desde las caderas hasta la cabeza. Respira hondo y lentamente.

- Avanza a la postura de la plancha.

- Cambia tu peso sobre tu mano derecha y gira hacia el borde de tu pie derecho exterior. Estás cambiando a una tabla lateral. Inhala y levanta las caderas. Mantén tu peso sobre tu mano derecha y presione las puntas de tus dedos contra el suelo mientras mantiene la parte superior del hueso de tu brazo detrás de ti.

- Exhala y desliza tu pie izquierdo detrás de ti, doblando la rodilla y manteniendo los dedos de los pies en el suelo.

- Arquea la parte superior de tu espalda, estirando los omóplatos hacia la parte posterior de tu caja torácica. Inhala y levanta tus caderas hasta que tu cuerpo se mueva hacia atrás con tu pie derecho presionado contra el suelo.

- Continúa respirando y flexiona la cabeza hacia atrás mientras estiras el brazo izquierdo hacia arriba y hacia afuera de la cabeza.

- Permanece en esta posición durante varias respiraciones, luego regresa al perro orientado hacia abajo, con las caderas altas, las piernas estiradas y el cuello continuando la línea recta de la columna vertebral.

- Repite este proceso en el lado izquierdo de tu cuerpo.

El leon

Enfoque: Pecho/Cara
Nivel: Principiante
Tiempo total: N / A
Indicaciones: mal aliento, infecciones respiratorias, rechinar o apretar los dientes, tartamudeo, tono vocal, salud ocular.
Contraindicaciones: modificación para lesión de rodilla

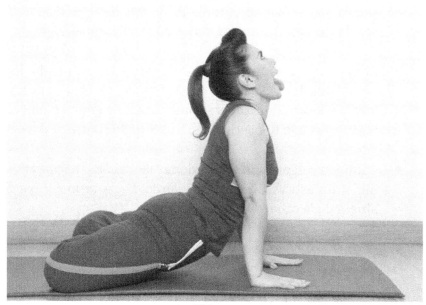
El leon

El león puede borrar cualquier tensión que puedas haber acumulado en tu pecho y cara, mientras energiza los músculos de la garganta frontal. Esos músculos en la parte frontal de la garganta son los que tienden a ceder a medida que envejeces; Así que el león puedes en realidad retardar el proceso de envejecimiento. Hay informes anecdóticos de la postura del león para resolver el tartamudeo, aunque no hay evidencia de investigación directa que respalde esto. Sin embargo, se le atribuye el fortalecimiento de la voz. Si tienes una lesión en la rodilla, debe realiza el león mientras está sentado en una silla.

- Arrodíllate en el suelo y recuéstate con las caderas sobre tus talones. Presiona tus palmas en el suelo frente a ti con tus dedos apuntando hacia adelante.

- Levanta y separa los dedos, y luego presiónalos firmemente contra el suelo mientras inhala profundamente por la nariz.

- Mientras inhalas por la nariz, abra la boca lo más que puedas.

- Enfoca tus ojos, abriéndolos lo más grande posible y mirando hacia adelante (trata de mirar tus cejas, si esto te ayuda). A medida que exhalas por la boca, aprieta ligeramente el cuello y los músculos vocales para emitir un "haaa" audible o un rugido. (Opción: intenta reírte mientras exhalas, como una forma adicional de alivio del estrés). Al mismo tiempo, saca la lengua lo más que puedas e intenta tocarla con la punta de la barbilla.

- Quieres que tu "haaa" se convierta en tu mejor "rugido" de león al mismo tiempo que enfocas tus ojos, tu lengua, los músculos de tu cuello y tus dedos. ¿Qué tal eso para la coordinación?

- Inhala mientras relajas tus músculos, luego exhala de nuevo, rugiendo con fuerza. Repite tantas veces como quieras.

- Para salir de esta postura, suaviza tu rostro y relaja tu cuerpo.

Ave de Paraiso

Enfoque: caderas
Nivel: Avanzado
Tiempo total: 5 a 10 respiraciones.
Indicaciones: balance
Contraindicaciones: lesión de rodilla, cadera o muslo

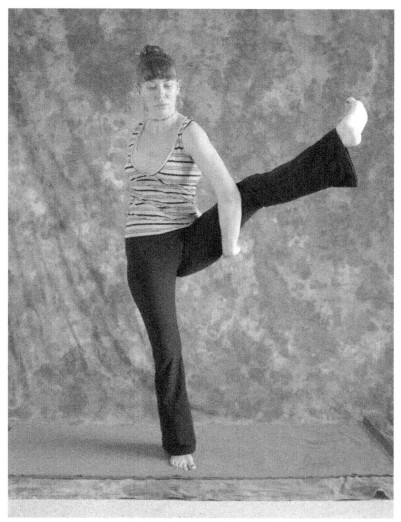

Ave de paraiso

El ave del paraíso, diseñado para expertos en yoga, está diseñado para abrir las caderas, las manos, las piernas y el área de la ingle mientras, al mismo tiempo, aumenta la fuerza en las piernas. El rendimiento regular puede aumentar tu equilibrio de manera importante. Sin embargo, debe mantenerse alejado de esta postura si tiene una lesión en la rodilla, el muslo o la cadera.

- Comienza de pie en una postura de montaña modificada. Permanece erguido y recto, con los pies un poco más separados que el ancho de tus caderas. Doble las rodillas ligeramente. Establece una conexión sólida con el suelo cambiando tu distribución de peso para que se divida por igual entre la base de tus dedos gordos, la base de tus dedos pequeños y los lados izquierdo y derecho de tus talones. Doble las rodillas ligeramente.

- Inhala y cuando comiences a exhalar, inclínate hacia delante en las caderas, manteniendo las rodillas dobladas, en un pliegue delantero modificado.

- Estira el brazo derecho hacia atrás entre las piernas y toca el suelo lo más atrás posible. Continúa estirando este brazo hacia atrás; quieres tirar de tu hombro derecho hasta donde puedas más allá de tu muslo interno. Al mismo tiempo, estira el brazo izquierdo en la dirección opuesta, lo más alto posible.

- Gira tus palmas y estira tu brazo izquierdo detrás de tu espalda hasta que puedas juntar tus manos detrás de tu muslo derecho. Ayudará a cambiar tu peso sobre la pierna izquierda y permitir que tu muslo derecho suba ligeramente, apuntando tu pie para que puedas continuar tocando el suelo con los dedos de los pies. Si tus manos no se juntan, usa una toalla o correa para cerrar la brecha entre ellas.

- Arrastra los dedos del pie derecho hacia la izquierda hasta que esté en una posición de ancho de hombros, con las rodillas aún flexionadas. Cambia tu peso por completo sobre tu pie izquierdo.

- Cuando su equilibrio se estabilice sobre tu pie izquierdo, manten tus caderas bajas y levanta tus dedos del pie derecho del suelo.

- Cuando tu equilibrio sea estable, comienza, gradualmente, a levantar tu torso. Mantén tu rodilla izquierda doblada y tómate todo el tiempo que necesites para mantener el equilibrio mientras se ajusta continuamente a la posición cambiante de tu torso. Cuando te levantes, permite que la pierna derecha se desplace, relajada, con la rodilla doblada.

- A medida que tu torso se endereza, continúa enfocándote en tu equilibrio estable mientras estiras tu rodilla izquierda e inclina la pelvis hacia adelante. Abraza tu rodilla derecha a tu cuerpo, pero relaja tus hombros hacia abajo alejándolos de tus orejas.

- Mira hacia adelante y concéntrate en un punto específico para fortalecer tu equilibrio mientras endereza lentamente tu pierna derecha

- Permanece en esta posición durante un par de respiraciones, luego invierte el proceso para salir de la postura, de la siguiente manera:

- Doble tu rodilla derecha, baja suavemente tu torso hacia el suelo, deja que tu pie derecho vuelva al suelo mientras sueltas las manos y deja que se relajen colgando hacia abajo. Luego levanta tu torso de nuevo en posición de montaña, con las manos relajadas a los lados. Permanece erguido y recto con los pies lo suficientemente separados para sentirte estable. Establece una conexión sólida con el suelo desplazando tu peso para que se distribuya equitativamente entre la base de tus dedos gordos, la base de tus dedos pequeños y los lados izquierdo y derecho de tus talones. Inhala lentamente, expandiendo tus pulmones y abriendo tu pecho. Haz una pausa, luego espira, tomando mucho más tiempo de lo que tardaste en inhalar.

- Repite todo este proceso, esta vez envolviendo tus brazos alrededor de tu pierna izquierda.

Capítulo 10: Yoga para las manos

El saludo cerrado

Enfoque: Manos
Nivel: Principiante
Tiempo total: hasta 5 minutos
Indicaciones:
Contraindicaciones:

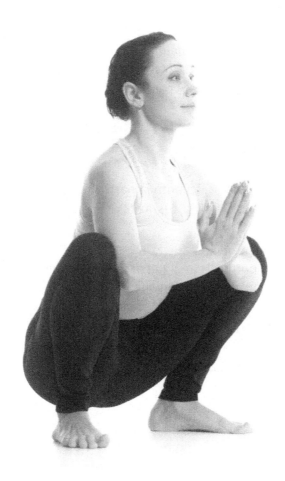

El saludo cerrado

El saludo cerrado estira tus dedos, muñecas y brazos mientras calma tu mente y alivia el estrés y la ansiedad.

- Comienza de pie en posición de montaña. Permanece erguido y recto con los pies lo suficientemente separados para sentirte estable. Establece una conexión sólida con el suelo cambiando tu distribución de peso para que se divida por igual entre la base de tus dedos gordos, la base de tus dedos pequeños y los lados izquierdo y derecho de tus talones.

- Inhala y junta tus palmas, los dedos hacia arriba. Con cuidado, junta las palmas de las manos hacia tu cuerpo y, finalmente, apoya los pulgares contra la parte superior del pecho. Junta tus palmas y dedos juntos de manera uniforme, asegurándote de que una mano no esté presionando más que la otra.

- Baja ligeramente la cabeza, estirando la parte posterior del cuello hacia la cabeza.

- Mientras inhalas, levanta la parte superior de tu pecho con los pulgares y estira tus axilas tirando de los codos hacia atrás.

- Es posible que desees permanecer en esta posición hasta cinco minutos antes de volver a la posición de montaña.

El venado cerrado

Enfoque: Manos/Respiración
Nivel: Principiante
Tiempo total: N / A
Indicaciones: estrés, ansiedad.
Contraindicaciones: lesión de muñeca

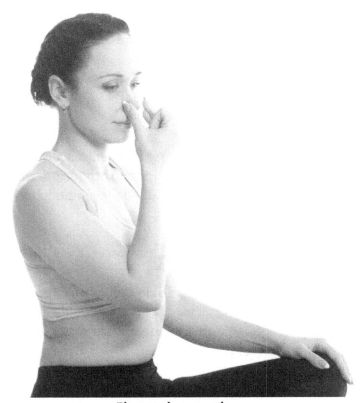

El venado cerrado

El sello de venado cerrado es una pose de yoga que se estira a mano y se combina con la respiración de las fosas nasales. Este ejercicio de respiración es calmante y energizante. También sirve para ayudar a tu cerebro a cambiar sin problemas entre los hemisferios izquierdo y derecho.

• Puedes realizar este sentado o de pie. Haz un puño con los dedos de tu mano derecha, mientras que tu pulgar sobresale. Mantén tus dedos índices y medio apretados mientras endereza tu anillo y tus pequeños dedos.

• Vas a respirar por la nariz, así que cierra la boca y manténla cerrada en todo momento.

• Con tu pulgar, presiona la fosa nasal derecha cerrada e inhala por la fosa nasal izquierda.

• En la parte superior de tu respiración, también cierra la fosa nasal izquierda con el anillo y los dedos pequeños.

• Levanta el pulgar para liberar la fosa nasal derecha, manteniendo tu fosa nasal cerrada con el anillo y los meñiques mientras exhala por la fosa nasal derecha.

• Mantén abierta la fosa nasal derecha mientras inhalas a través de ella. Luego, en la parte superior de tu respiración, ciérralo. En un momento, abra la fosa nasal izquierda levantando los dedos y exhala.

• Repite esta combinación unas cuantas veces.

Puedes usar la respiración de un solo lado para prepararse para dormir; en este caso, respirarás solo a través de la fosa nasal izquierda. Por la mañana, puede energizarte respirando a través de la fosa nasal correcta.

La balanza

Enfoque: Muñecas, abdominales.
Nivel: Intermedio
Tiempo total: 10 a 15 segundos.
Indicaciones: equilibrar, estimular los órganos abdominales.
Contraindicaciones: lesión de muñeca, hombro, tobillo o rodilla

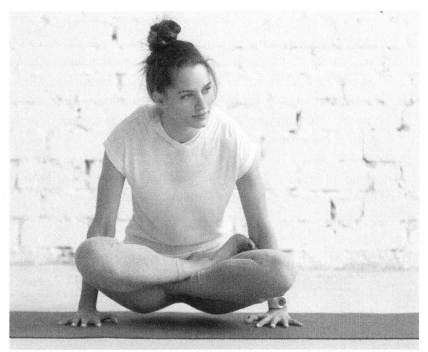

La balanza

La balanza se enfoca en desarrollar fuerza en tus muñecas, abdominales y brazos. Las personas con lesiones en la muñeca, el hombro, el tobillo o la rodilla deben evitarlo. Si tus caderas o muslos están apretados, también debe evitar esta postura.

Cuando comienzas a trabajar con la báscula, puedes separar el elevador en dos partes. Primero levanta y baja tus caderas, dejando que tus piernas cruzadas permanezcan en el suelo. Usa bloques para levantar tus brazos y hacerlo más fácil, si lo deseas. En segundo lugar, levante las piernas cruzadas, con las caderas en el suelo. Finalmente, acumularás la fuerza en sus abdominales hasta el punto de poder realizar la postura de la escala completa, de la siguiente manera:

- Comienza en la posición de loto. Siéntate, con los pies estirados delante de ti. Gira el muslo derecho hacia afuera desde la cadera y doble la rodilla. Manteniendo la rodilla y el pie derechos a la misma distancia del piso, levanta la parte inferior de la pierna con las manos y muévela hasta que el pie derecho esté sobre la cadera izquierda. Gira la cadera izquierda hacia afuera y dibuja tu pie izquierdo lo más cerca posible de tu cuerpo. Mantén la rodilla y el pie izquierdo a la misma distancia del piso, levante la pierna con las manos y levántala lenta y suavemente hacia tu cuerpo, colocando el pie izquierdo sobre la cadera derecha para completar el loto.

- Si no puedes manejar una posición de loto, también se puede alcanzar la escala con las piernas cruzadas.

- Apoya las palmas de tus manos en el suelo junto a tus caderas, con los dedos apuntando hacia adelante. Extienda tus dedos para ayudar a proporcionar equilibrio.

- Exhala, presiona tus manos contra el suelo, reduce tus músculos abdominales y levanta las piernas y las caderas del suelo. Continúa respirando profundo y regularmente.

- Mantén en el aire dentro durante tres segundos.

- Para librar, exhala y baja las piernas y las caderas al suelo.

- Cruza las piernas en la otra dirección y repite este proceso.

El Cuervo de lado

Enfoque: Muñecas, núcleo.
Nivel: Intermedio
Tiempo total: N/A
Indicaciones: balance
Contraindicaciones: espalda baja o lesión en la muñeca

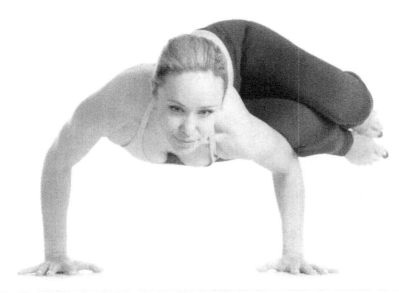

El Cuervo de lado

El cuervo de lado aumenta la fuerza en los músculos centrales al estirar las muñecas y desarrollar el equilibrio. Las personas con lesiones en la espalda o la muñeca deben evitar esta postura.

- Comienza por ponerse en cuclillas. Mantén las rodillas mirando hacia adelante, gira el torso hacia la derecha y coloca las manos sobre el suelo, perpendiculares a los pies, con los dedos apuntando hacia afuera. Tus manos estarán bastante cerca de tu cuerpo; puedes experimentar con la distancia hasta que encuentres la distancia que mejor te funcione.

- Levanta los dedos, sepárelos y colóquelos, conectando activamente cada dedo con el suelo a lo largo de toda su longitud. Esto le dará el máximo control sobre tu balance.

- Cambia tu peso hacia la derecha, inclinándote sobre tus manos y dejando que tus codos se inclinen hacia tu cuerpo. Tu brazo derecho apoyará el lado derecho de tu torso, mientras que tu brazo superior izquierdo apoyará tus rodillas.

- Continúa inclinándose más hacia adelante, cambiando tu peso sobre tus manos hasta que esté apoyando completamente tu peso corporal. Sentirás que tu peso de cadera aumenta en tu brazo y luego puede levantar tus pies del piso.

- Continúa inclinando tu torso hacia delante hasta que tus brazos estén paralelos al piso. Deja que tus pies se levanten del suelo, cambiando completamente tu peso sobre tus brazos. Respira.

- Invierte este proceso para salir del cuervo lateral. Inclínate hacia atrás, permitiendo que tus pies toquen el suelo. Deja que asuman el peso del resto de su cuerpo hasta que pueda levantar las manos del suelo y mira hacia adelante.

- Repite este proceso hacia el lado izquierdo.

La tabla lateral

Enfoque: Muñecas
Nivel: Intermedio
Tiempo total: 15 a 30 segundos.
Indicaciones: equilibrio, concentración.
Contraindicaciones: lesión en hombro, muñeca o codo

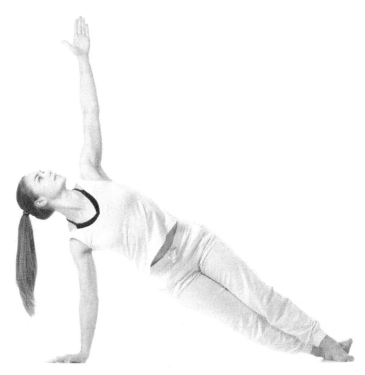

La table lateral

La tabla lateral fortalece tus muñecas al mismo tiempo que incorpora tu estómago, piernas y brazos y aumenta tu equilibrio. Si tienes una lesión en el hombro, la muñeca o el codo, debes evitar la tabla lateral.

- Comienza en un perro boca arriba. Párate sobre tus manos y rodillas con tus hombros directamente sobre tus manos y tus caderas sobre tus rodillas. Presiona tus caderas hacia arriba hasta que ambas piernas y brazos estén rectos. Deja que tu cuello continúe la línea recta de su espalda desde las caderas hasta la cabeza. Respira hondo y lentamente.

- Transición a una postura de tabla: baja las caderas hasta que tu cuerpo esté derecho de la cabeza a los talones. Pon tus pies juntos hasta que se toquen los dedos gordos. Flexiona tus pies, enviando tus talones lejos de tu cuerpo.

- Desplaza la palma de su mano derecha ligeramente hacia la izquierda, hasta que esté debajo de donde estaba el centro de tu cuerpo. Mantén tus dedos izquierdos en el suelo para ayudarte a mantener el equilibrio.

- Cambia tu peso hacia el exterior de tu pie derecho y gira lentamente tu cuerpo hacia la derecha. Apila tu pie izquierdo encima de tu pie derecho.

- Mete la pelvis y, al inhalar, abra el pecho mientras levanta el brazo izquierdo. Puedes detenerte con la mano en la cintura o puede continuar el estiramiento hasta que tu brazo apunte directamente hacia el cielo. Mantén tu cabeza y cuello alineados con el resto de su columna vertebral; No dejes caer la cabeza sobre tu hombro. Tu cabeza estará en línea con tu corazón y tu pelvis y tu cuerpo será una línea diagonal recta desde la corona de tu cabeza hasta tus pies.

- Después de un par de respiraciones, exhala y baja tu brazo izquierdo mientras haces girar tu cuerpo recto hacia atrás en una posición de tabla y planta tus brazos separados al ancho de los hombros. Levanta las caderas para volver al perro orientado hacia abajo y descansa allí, respirando profunda y constantemente.

- Repite este proceso, haciendo la plancha hacia la izquierda.

Postura del bastón de cuatro miembros

Enfoque: Muñecas
Nivel: Intermedio
Tiempo total: 10 a 30 segundos.
Indicaciones: equilibrio, tensión, ansiedad, depresión, postura.
Contraindicaciones: síndrome del túnel carpiano, embarazo

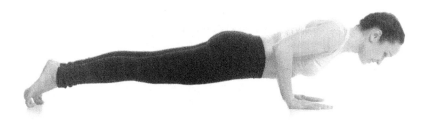

Postura del bastón de cuatro miembros

El bastón de cuatro extremidades aumentará la fuerza en tus brazos y muñecas. Las mujeres embarazadas y las personas con síndrome del túnel carpiano deben evitar esta postura.

- Comenzar en perro boca abajo. Párate sobre tus manos y rodillas con tus hombros directamente sobre tus manos y tus caderas sobre tus rodillas. Presiona tus caderas hacia arriba hasta que ambas piernas y brazos estén rectos. Deja que tu cuello se alinee con tu espalda desde las caderas hasta la cabeza. Respira hondo y lentamente.

- Transición a una pose de tabla. Tensa los omóplatos en la parte posterior de las costillas y mueve el coxis hacia tu pubis.

- Exhala y baja suavemente tu cuerpo, seguido de tus piernas, a un par de pulgadas por encima del suelo, asegurándote de que ambas estén paralelas. Evita permitir que tu coxis apunte hacia arriba, pero asegúrate de que tus piernas estén ligeramente giradas hacia adentro. Tira de tu pubis hacia tu ombligo.

- Manteniendo anchos los omóplatos, aprieta los codos en su lugar y empuja la parte inferior de los dedos del puntero en el suelo. Levanta el esternón y mira hacia adelante.

- Mantente en esta posición durante 10 a 30 segundos. Exhala y baja lentamente tu cuerpo hasta el suelo hasta que esté acostado boca abajo.

Capítulo 11: Yoga para todo el cuerpo

La media rana

Enfoque: Todo el cuerpo.
Nivel: Intermedio
Tiempo total: 30 segundos a 2 minutos.
Indicaciones: estimula los órganos abdominales.
Contraindicaciones: lesión en el cuello, hombro o espalda baja; presión arterial (alta o baja), insomnio, migrañas

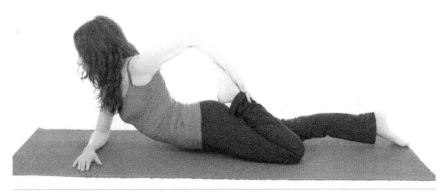

La media rana

La media rana fortalece los músculos de la espalda y, al mismo tiempo, estira los muslos, los tobillos, la ingle, el pecho, los flexores de cadera, el abdomen y la garganta. Puede mejorar tu postura y estimular tus órganos abdominales. Si tienes problemas de presión arterial, insomnio, migrañas o lesiones en el cuello, los hombros o la parte baja de la espalda, debes evitar esta postura o consultar con un instructor experimentado antes de participar en la media rana.

- Comienza por acostarte boca abajo. Empuja tus antebrazos en el suelo y levanta la cabeza y la parte superior del cuerpo. Dobla tu pierna derecha hasta que tu talón alcance tu cadera derecha. Mientras sostienes el torso hacia arriba con el brazo izquierdo, extiende la mano derecha hacia atrás y tomate del pie o el tobillo. Lentamente gira el codo hacia el cielo mientras dejas que tu mano se deslice sobre tu pie hasta que puedas doblar tus dedos sobre los dedos de tus pies.

- Comienza a empujar tu pie hacia tu cadera mientras mantienes tu cadera y rodilla alineadas.

- Permanece en esta posición durante varias respiraciones completas, luego suelta la pierna y baja el cuerpo hasta que esté completamente inclinado en el suelo. Respira.

- Repite el proceso, esta vez doblando tu pierna izquierda

Perro boca abajo

Enfoque: Cuerpo entero.
Nivel: Principiante
Tiempo total: 3 minutos.
Indicaciones: síntomas de menopausia, dolor menstrual, digestión, fatiga, dolores de cabeza, presión arterial alta, insomnio, asma, problemas de sinusitis, dolor de espalda
Contraindicaciones: síndrome del túnel carpiano, embarazo tardío

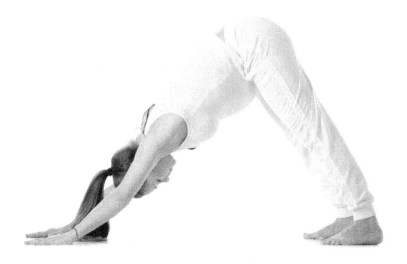

Perro boca abajo

El perro boca hacia abajo es una de las posturas de yoga más conocidas. Es ideal para todo tu cuerpo, con beneficios especiales para tus hombros, manos, piernas y arcos. Esta postura puede estirar las piernas y los brazos y es ideal para energizarte en todas partes.

Para las mujeres, el perro hacia abajo puede aliviar los síntomas de la menopausia y el dolor menstrual. El desempeño regular puede ayudar a prevenir la aparición de osteoporosis y puede ayudar a mejorar la digestión. También puede ayudar a aliviar el dolor de fatiga, dolores de cabeza, presión arterial alta, insomnio, asma, problemas de sinusitis y dolor de espalda. El perro orientado hacia abajo es excelente como prefacio de las posturas de pie.

Si padeces el síndrome del túnel carpiano, debes evitar esta postura o consultar con un instructor experimentado antes de participar en ella. Del mismo modo, las mujeres con un embarazo tardío deben evitar esta postura.

- Comienza sobre tus manos y rodillas. Mantén tus rodillas alineadas con tus caderas y tus manos ligeramente frente a tus hombros. Extiende tus dedos y dobla tus dedos de los pies.

- Espira y comienza a levantar las rodillas del suelo. Mantén las rodillas flexionadas un poco y levanta las plantas de los pies alejándolos del suelo. Alarga tu coxis hacia tu pubis. Eleva tus huesos sentados y atrae tus piernas hacia la ingle a través de los tobillos.

- Exhala mientras empujas la parte superior de tus muslos hacia atrás y empuja las plantas de tus pies hacia el suelo. Mantén las rodillas rectas, pero evita bloquearlas. Mantén firmes los lados externos de tus muslos y gira ligeramente la parte superior de tus muslos hacia adentro.

- Mantén tus brazos externos firmes mientras presiona tus dedos índices en el suelo para elevar tus brazos internos a través de tus hombros. Reafirma los omóplatos antes de ensancharlos y acercarlos a tu coxis. Mantén tu cabeza firme entre tus brazos superiores.

- Permanece en esta posición durante uno a tres minutos. Exhala, dobla las rodillas hacia el suelo y dobla la parte superior del cuerpo sobre las piernas en la postura del niño.

La pose del baston

Enfoque: pecho, hombros, espalda superior, abdomen.
Nivel: Principiante
Tiempo total: varía
Indicaciones: asma, ciática, digestión.
Contraindicaciones: cirugía de espalda, lesión lumbar, lesión de muñeca

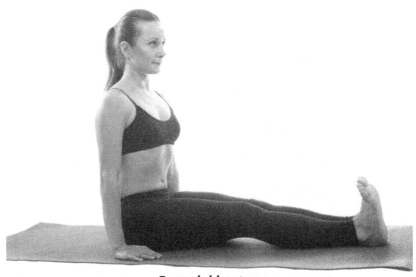

Pose del baston

Esta postura puede parecer que simplemente estás sentado en el suelo con los pies frente a ti, pero consiste en mucho más. El personal es una postura preparatoria básica con beneficios propios. Mejora la postura ya que fortalece tu núcleo; También proporciona un impulso de resistencia. El personal es terapéutico para el asma y la ciática; Entre otros beneficios, mejora la digestión. Debe evitarse después de una cirugía de espalda, lesión en la parte inferior de la espalda o lesión en la muñeca.

- Comienza por sentarte en el suelo.

- Estira las piernas hacia adelante desde las caderas hasta los talones. Tus pies estarán ligeramente separados. Presiona los talones hacia abajo y flexiona los tobillos, doblando los dedos de los pies por las piernas hacia el torso.

- Coloca tus manos ligeramente sobre tus muslos, con las palmas hacia abajo, cuando las mueva ligeramente hacia adentro y presiónalas contra el suelo. Inhala profundamente, luego despacio.

- Continúa con la respiración lenta y completa mientras coloca tus pulgares debajo del borde de tus axilas y deja que la fuerza hacia arriba levanta todo tu torso hasta que tu cabeza esté directamente sobre tu corazón, que está directamente sobre tus caderas.

- Sostén este torso alto, baja los brazos hacia los costados y toca el suelo con la punta de los dedos para estabilizar tu postura y tu equilibrio.

- Permanece en esta posición todo el tiempo que quieras. Te sugiero que comience de 15 a 30 segundos, pero trabájalo hasta cinco minutos más o menos.

Postura entendida de ángulo lateral

Enfoque: caderas, isquiotibiales, hombros, columna vertebral y muñecas
Nivel: Principiante

Tiempo total: 10-30 segundos.
Indicaciones: digestión, equilibrio.
Contraindicaciones: lesión de espalda, hipertensión arterial

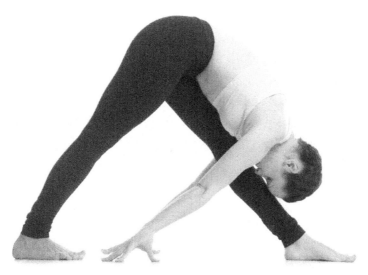

Postura entendida de Angulo lateral

El estiramiento lateral intenso es una postura de cuerpo completo que estira las extremidades superiores e inferiores mientras se enfoca en aumentar la fuerza en las piernas. Puede estimular tus órganos abdominales y mejorar la digestión mientras ayuda a mejorar tu sentido del equilibrio. El estiramiento lateral intenso es excelente para realizar antes de hacer posturas giratorias o curvas inclinadas hacia delante. Si alguna vez has sufrido una lesión en la espalda o sufres de presión arterial alta, solo debes hacer una media vuelta, que se explicará a continuación.

- Comienza de pie en posición de montaña. Permanece erguido y recto con los pies lo suficientemente separados para sentirte estable. Establece una conexión sólida con el suelo cambiando tu distribución de peso para que se divida por igual entre la base de tus dedos gordos, la base de tus dedos pequeños y los lados izquierdo y derecho de tus talones.

- Exhala y avanza tres pies con la pierna derecha, manteniendo las manos en las caderas. Coloca tus pies paralelos entre sí. Tensa tus muslos y gira tu muslo derecho hacia afuera hasta que la mitad de tu rótula quede alineada con tu tobillo.
- Exhala y gira tu cuerpo hacia la derecha, haciendo coincidir tu pelvis lo más que pueda con la parte frontal de tu esterilla. Presiona la ingle izquierda en el suelo para anclar el talón posterior al suelo. Visualízate apretando una almohada entre tus muslos para empujarlos hacia adentro. Tensa los omóplatos sobre la espalda, alarga el coxis hacia el suelo y arquea ligeramente la parte superior de la espalda.

- Exhala e inclina tu torso hacia delante sobre tu pierna derecha, doblando desde tu cadera hasta que tu cabeza apunte hacia el suelo. Coloca las puntas de tus dedos a cada lado de su pie derecho. Si no puedes llegar al suelo, puedes usar la ayuda de una silla o bloques de yoga. Presiona tus muslos detrás de ti y alarga tu cuerpo hacia adelante, levantándolo a través de la parte superior de tu pecho.

- Nota: si sufres de problemas de espalda o presión arterial alta, debes hacer solo media curva frente a una pared para ayudar a sostener tu cuerpo. Exhala y baja tu torso hacia el suelo, pero coloca las manos en una pared y presiona hacia adentro con las palmas de las manos para ayudar a detener la parte frontal de tu cuerpo más tiempo que tu espalda.

- Mientras te encuentres en esta posición, asegúrate de ablandar la cadera debajo de la pierna delantera, lejos de tu hombro, para evitar que el cuerpo quede desparejo. La parte inferior de tu dedo gordo y el talón interno de tu pie delantero deben colocarse sólidamente en el suelo. Luego, puedes elevar la cadera interna de la pierna delantera hacia la pelvis para profundizar la postura.

- Si eres lo suficientemente flexible, puedes acercar tu cuerpo a tu muslo.

- Puedes permanecer en esta posición hasta 30 segundos.

- Para liberarse de esta postura, respira, presiona tu cuerpo hacia arriba a través del talón de su espalda mientras mueve tu coxis hacia abajo en tu pelvis y luego da un paso hacia la izquierda.

La rueda

Enfoque: Cuerpo entero.
Nivel: Intermedio
Tiempo total: 10 segundos, 3 repeticiones.
Indicaciones: asma, problemas de espalda, infertilidad; estimula la hipófisis y la tiroides
Contraindicaciones: presión arterial (alta o baja), túnel carpiano, diarrea, cefalea, problemas cardíacos

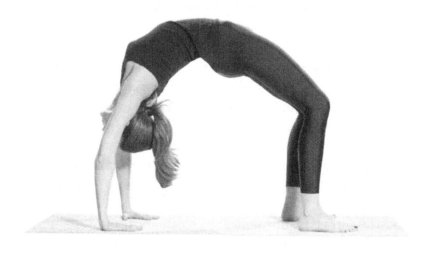

La rueda

La postura de la rueda, también conocida como el arco ascendente, aumenta la fuerza en la columna vertebral, las caderas, las piernas, el abdomen, las muñecas y los brazos al tiempo que expande los pulmones y el pecho. Puede estimular tu glándula pituitaria y tiroides mientras aumenta tu energía. Se usa terapéuticamente para tratar el asma, problemas de espalda e infertilidad. Las personas con problemas de presión arterial, lesiones en la espalda, túnel carpiano, diarrea, dolores de cabeza o problemas cardíacos deben evitar esta postura o consultar con un instructor experimentado antes de participar en ella.

- Acuéstate en el suelo. Dobla tus rodillas y dóblalas cerca de tu cuerpo para que tus pies estén cerca de tus caderas. Dobla tus codos y expande tus palmas cerca de tu cabeza, manteniendo tus antebrazos perpendiculares al suelo. Tus dedos deben estar dirigidos a tus hombros.

- Presiona el interior de tus pies en el suelo, exhala y empuja el coxis hacia las caderas mientras te tensas y levantas las caderas del suelo. Asegúrate de que tus muslos y el interior de tus pies permanezcan paralelos entre sí. En este punto, toma un par de respiraciones.

- Presiona tus manos en el suelo y los omóplatos en la espalda para levantarse sobre la parte superior de tu cabeza. Toma un par de respiraciones más mientras mantienes tus brazos paralelos entre sí. Mientras presiona las manos y los pies contra el suelo, presione los omóplatos y el coxis en la espalda, exhala, levanta la cabeza del suelo y estira los brazos.

- Gira la parte superior de tus muslos ligeramente hacia adentro y tensa los lados externos de tus muslos. Adapta los puntos de la cadera y alarga el coxis hacia la parte posterior de las rodillas mientras levantas el pubis hacia el estómago.

- Gira la parte superior de sus brazos hacia afuera mientras cambias tu peso a la parte inferior de tus dedos índices. Expande tus omóplatos y deja que tu cabeza cuelgue. Permanece en esta posición hasta 10 segundos y repita hasta 10 veces. Repite este proceso tres veces para obtener su efecto completo

El moño

Enfoque: cuerpo frontal
Nivel: Intermedio
Tiempo total: 20 a 30 segundos.
Indicaciones: dolores de espalda, estreñimiento, ansiedad y enfermedades respiratorias.
Contraindicaciones: migrañas, insomnio, presión arterial (alta o baja), lesión de cuello, lesión de espalda

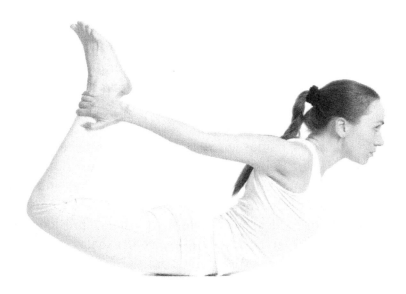

El moño

El arco estira toda la parte frontal de tu cuerpo mientras fortalece los músculos de la espalda. Puede mejorar tu postura y puede estimular el cuello y los órganos abdominales. Los expertos creen que el arco puede ofrecer alivio para los dolores de espalda, el estreñimiento, la ansiedad y las enfermedades respiratorias. Las personas con problemas de presión arterial, lesiones en el cuello o en la parte inferior de la espalda, y las personas que experimentan migrañas o insomnio deben evitarlo o consultar con un instructor experimentado antes de involucrarse en el arco.

- Comienza recostándose sobre tu estómago con las manos a los lados, con las palmas hacia arriba. Exhala, dobla las rodillas y jala las plantas de los pies lo más cerca posible de a tus glúteos. Sujeta tus tobillos mientras mantienes tus rodillas no más separadas que el ancho de tus caderas.
- Inhala y levanta las plantas de los pies alejándolas de la parte trasera mientras que al mismo tiempo levanta los muslos del suelo. Tu cabeza y parte superior del cuerpo se levantarán naturalmente de la tierra mientras haces esto. Empuja tu coxis hacia el suelo y deja que los músculos de la espalda mantengan su suavidad. Cuando levantes los muslos y los talones, aprieta los omóplatos contra la espalda para abrir el pecho y el corazón. Mira hacia el frente.

- Concéntrate en respirar en su espalda, ya que será difícil respirar con el estómago entre el suelo y el peso de tu cuerpo. No olvides respirar. Permanece en esta posición durante 20 a 30 segundos.

- Para liberarse de esta postura, espira mientras bajas la cabeza y los pies al piso. Reposo durante varias respiraciones profundas.

El camello

Enfoque: Cuerpo entero.
Nivel: Intermedio
Tiempo total: 30 a 60 segundos.
Indicaciones: enfermedad respiratoria, dolor de espalda, ansiedad, síntomas menstruales.
Contraindicaciones: lesión lumbar, lesión cervical, migrañas, insomnio

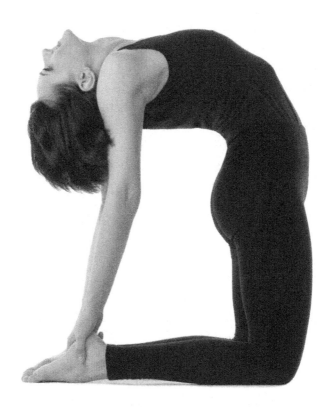

El camello

El camello está diseñado para fortalecer los músculos de la espalda mientras estira toda la parte frontal del cuerpo, incluido el abdomen, la garganta, el pecho y la ingle. También es una excelente manera de estirar los flexores profundos de la cadera y mejorar la postura.

Los expertos creen que el camello puede ofrecer alivio para los síntomas de enfermedades respiratorias, dolores de espalda, ansiedad y síntomas menstruales. Aquellos que experimentan problemas con la presión arterial, que alguna vez hayan tenido una lesión en la espalda o en el cuello, migrañas o insomnio deben evitar esta postura. Al menos consulta con un instructor experimentado antes de involucrarse en él.

- Comienza arrodillándote en el suelo ton sus rodillas alineadas con tus caderas y tus muslos perpendiculares al suelo. Gira ligeramente los muslos hacia adentro para hacer que los puntos de la cadera se estrechen y levantar las caderas. Las caderas externas también deben permanecer suaves. Presiona los frentes de las piernas y la parte superior de tus pies en el suelo.
- Coloca tus manos detrás de tu abdomen con la parte inferior de tus palmas justo por encima de tus caderas. Amplía la parte posterior de la pelvis con las manos y extiéndela hasta el coxis. Tensa el coxis hacia tu pubis y presiona los frentes de tus muslos detrás de ti para evitar que la ingle avance hacia adelante. Inhala y eleva tu corazón apretando los omóplatos hacia atrás.
- Inclina tu cuerpo a través de la dureza de los omóplatos y el coxis. Tu cabeza debe permanecer levantada, tu barbilla apuntada hacia la parte superior de tu pecho y tus manos sobre tu abdomen. Exprime tus muslos hacia atrás hasta que estén posicionados perpendicularmente y devuelve tu cuerpo a una posición neutral y lleva tu mano libre a tu pie.
- Asegúrate de que tus costillas inferiores no estén orientadas dramáticamente hacia el techo. Deja que tus costillas delanteras vayan y levanta tu pelvis frontal hacia ellas. Aleja las costillas de la parte baja de la espalda de tu abdomen para ayudar a alargar la columna vertebral. Presiona profundamente las palmas de las manos sobre las plantas de los pies y gira los brazos hacia afuera para hacer avanzar los pliegues de los codos. Evita empujar los omóplatos mientras haces esto. Puedes elegir bajar tu cuello hacia atrás o mantenerlo neutral.
- Mantente en esta posición durante 30 a 60 segundos.

- Para liberarse de esta posición, coloca tus manos en la parte frontal de los puntos de la cadera. Inhala y levanta la cabeza y el cuerpo empujando hacia abajo en los puntos de la cadera. Si eliges poner tu cuello hacia atrás, levántalo a través de tu pecho en lugar de tu barbilla.

- Doble las rodillas y doble los muslos hacia abajo sobre las piernas, luego doble el torso hacia adelante y derrítalo sobre sus muslos, descansando en la postura del niño durante unas cuantas respiraciones.

Postura de Puente en codos Staff

Enfoque: frente de cuerpo.
Nivel: Avanzado
Tiempo total: N / A
Indicaciones: concentración, enfoque, postura.
Contraindicaciones: lesiones de espalda, cuello, muñeca u hombro

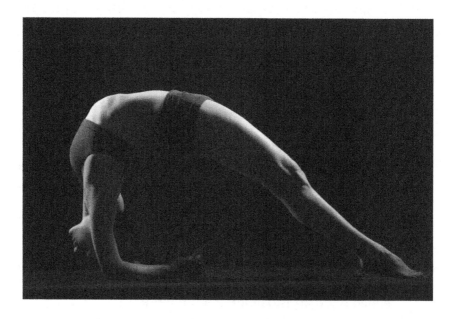

Postura sobre la cabeza en codos

La postura sobre la cabeza en codos se enfoca en estirar la parte frontal de tu cuerpo. Las personas con lesiones en la espalda baja, cuello, muñeca u hombro deben evitar realizar esta postura.

- Comienza recostándote sobre tu espalda con las rodillas dobladas. Desliza las plantas de tus pies tan cerca de tus caderas como puedas. Pon tus palmas en el suelo a ambos lados de tu cabeza. Empuja tus rodillas lejos de ti y tus manos en el suelo. Estira los brazos y levanta la cabeza, la parte superior del cuerpo y las caderas en una postura de arco. Toma de tres a cinco respiraciones.

- Dobla un codo y baja tu brazo al suelo. Haz lo mismo con tu otro brazo. Bajea lentamente la parte superior de tu cabeza hasta el suelo a continuación. Une tus manos y ata tus dedos. Empuja los codos y los brazos hacia el suelo para levantar la cabeza y el pecho.

- Camina suavemente un pie lejos de ti, seguido del otro, hasta que tus piernas se estiren. Levanta el pecho empujando hacia abajo en el suelo con las plantas de los pies. Permanece en esta postura durante unas cuantas respiraciones.

- Para liberarse de esta postura, mueve tus pies hacia atrás hasta que estén debajo de tus rodillas. Suavemente deja caer la parte superior de tu cabeza al suelo. Suelta las manos y regresa una al lado de tu cabeza, seguida por la otra. Transición a una pose de arco. Lleva tus pies más y baja tu barbilla a su pecho y regresa a tu posición inicial.

La paloma

Enfoque: Cuerpo entero.
Nivel: Intermedio
Tiempo total: N / A
Indicaciones: ciática, trastorno urinario.
Contraindicaciones: problemas sacroilíacos, lesión de rodilla

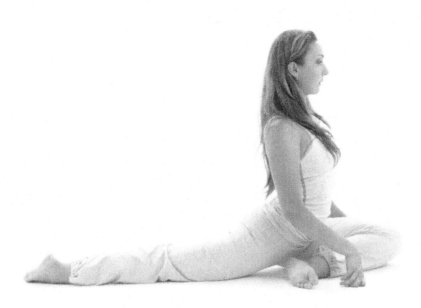

La paloma

La paloma abre las caderas mientras estira la espalda, ingle, muslos y flexores de cadera.

- Comenzar a cuatro patas. Inhala y extiende la pierna izquierda hacia atrás, apuntando los dedos de los pies. Exhala y baja tu rodilla izquierda, estirándola hacia adelante hasta que llegue a tus manos.

- Permita que tus dedos del pie derecho se deslicen hacia atrás hasta que tu muslo izquierdo esté sobre el pie izquierdo. Baja las caderas solo lo más cómodo que puedas. Para evitar que tu muslo izquierdo se desplace hacia afuera, puedes colocar una manta doblada en el lado izquierdo como soporte.

- Presiona las puntas de los dedos hacia abajo para levantar el torso, con el pecho abierto, y respira profunda y lentamente, sintiendo el pliegue de la cadera derecha y bajando por la pierna.

- Avanza lentamente tu pie izquierdo ligeramente hacia la derecha.

- Dobla tu torso hacia adelante sobre tu pierna izquierda doblada, bajándola hasta donde sea cómodo. Descansa allí, apoyando la frente en el suelo o en un bloque de soporte. Tome algunas respiraciones.

- Para salir de esta posición, presiona tus palmas hacia abajo para empujar tu torso hacia arriba y luego vuelve a ponerte en cuatro.

- Repite la paloma, esta vez extendiendo tu rodilla derecha hacia atrás.

Postura sobre la cabeza en codos

Enfoque: Cuerpo entero.
Nivel: Avanzado
Tiempo total: hasta 3 minutos
Indicaciones: problemas de sinusitis, asma, insomnio.
Contraindicaciones: lesión de espalda, afección cardíaca, presión arterial (alta o baja), lesión de cuello, dolor de cabeza, menstruación

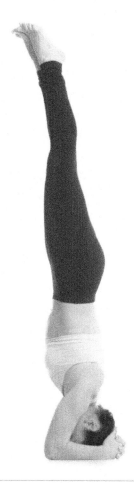

Postura sobre la cabeza en codos

El soporte para el cabeza apoyado en tus codos aumenta la fuerza en la columna vertebral, los brazos, las piernas y los pulmones al mismo tiempo que energiza las glándulas. El desempeño regular puede ayudar a construir una buena postura y puede ayudar en la digestión. Los expertos creen que el apoyo para el cabeza apoyado puede ofrecer alivio a las personas que experimentan problemas de sinusitis, asma e insomnio. Las personas con lesiones en la espalda, afecciones cardíacas, problemas de presión arterial, lesiones en el cuello, dolores de cabeza o que actualmente están menstruando deben renunciar a esta postura.

Esta es una postura muy avanzada y debe realizarse con cuidado para evitar lesiones. Especialmente al principio, debes trabajar frente a una pared, o con la ayuda de un asistente. Tomate tu tiempo. Si apresuras esta postura, simplemente te estás preparando para todo tipo de lesiones, así que tómatelo con calma.

Cuando te acerques a la parada de cabeza, comienza practicando la primera instrucción solamente, varias veces, con un breve descanso entre ellas. El propósito es desarrollar fuerza en los músculos a los que recurrirás para que te apoyen cuando te pongas de cabeza. Cuando estés listo, amplía tu práctica a las primeras dos instrucciones, luego a las tres primeras, etc., hasta que tu cuerpo esté listo para el soporte de cabeza.

- Ponte en cuatro patas, con las manos directamente debajo de los hombros. Usando la ubicación de tus manos como marcador, coloca los codos donde estaban tus manos. Coloca los antebrazos y las palmas de las manos hacia delante de tus codos, extendiendo los dedos y conectando cada articulación de la mano con el suelo. No dejes que tus hombros y tu espalda caigan hacia abajo; en cambio, engancha tu núcleo para apoyar tu espalda y hombros. Aleja tus hombros de las orejas y respira.

- Después de que tu fuerza esté firmemente establecida aquí, con los codos aún conectados a tierra, junta las manos y entrelaza los dedos para proporcionar un bolsillo para sostener tu cabeza. Dobla los dedos de los pies y coloca la parte superior de la cabeza en el bolsillo de los dedos entrelazados. Mantén los hombros y la espalda comprometidos en sostener tu torso sin poner peso en tu cabeza. Camina un poco las rodillas hacia delante, sigue respirando constantemente.

- Continúa alejando tus hombros de tus orejas mientras presionas con los pies para levantar tus caderas en el aire. Mantén las rodillas ligeramente flexionadas.

- Dirige los dedos hacia tu cuerpo, alinea las rodillas y presiona cada vez más tu peso sobre los codos, no sobre la cabeza. Mantén la espalda recta e imagina presionar el ombligo contra la columna vertebral.

- Gradualmente, camina con tus piernas más cerca de tu torso, levantándote sobre los dedos de los pies hasta que todo el peso de tu cuerpo sea soportado por tus codos y muy poco sobre tu cabeza.

- En este punto, dobla una pierna, arrastra tu pie hacia tu pecho y experimenta tocando solo tu dedo gordo del otro pie en el suelo. Mantén tu vientre presionando hacia tu columna vertebral, pero no olvides respirar. Baja esta pierna y haz lo mismo con la otra pierna.

- Cuando estés listo para ir más lejos, dobla ambas piernas y llévalas a tu pecho.

- Ahora está listo para la extensión final del soporte de cabeza con soporte en toda regla. Extiéndete a través de los dedos de los pies, presionando tu ombligo incluso más profundo hacia tu espalda. Cuando tus piernas estén rectas, aprieta los muslos y extiéndelos más hacia el cielo. Mantén los hombros alejados de las orejas y continúa respirando.

- Para liberarse de esta postura, invierte el proceso, doblando y bajando primero una pierna a tu pecho, luego la otra. Sigue presionando el ombligo sin mover los hombros. Toca un juego de dedos y luego el otro. Inhala y aleja los dedos de los pies de tu pecho. Mientras exhalas, baje las rodillas hasta el suelo. Siéntate sobre tus pies y estira tu torso gradualmente, una vértebra a la vez, levantando tu cabeza al último.

- Una vez más, ata tus dedos juntos. Esta vez, colócalos en la parte posterior de tu cabeza, en la base de tu cráneo y presiona tu cabeza hacia atrás en tus manos durante unos segundos antes de soltar los brazos hacia los costados. Una vez que hayas estado erguido durante aproximadamente un minuto, dobla el torso sobre los muslos, con las manos a los lados y con la cara hacia abajo, fundiéndote en el suelo en la postura del niño. Descansa, deja que tus músculos se relajen y respira de forma prolongada y lenta.

Capítulo 12: Mudras y técnicas de respiración

Volvamos a nuestras manos por un momento. Un concepto en Hatha Yoga, conocido como Mudras, implica el uso de ciertas posiciones de las manos para comunicarse de manera efectiva con tu ser interior. El yoga sostiene que puedes usar tus manos para llegar al resto de tu cuerpo físico y tocar tus emociones. Los mudras son fáciles de aprender y pueden ser una parte efectiva de la meditación. Puedes realizar mudras en cualquier momento y en cualquier lugar, ya sea sentado, acostado, parado o moviéndose. Para obtener los mejores resultados, los expertos recomiendan mantener un mudra durante al menos media hora, pero incluso si los realizas en incrementos de cinco minutos, deberías poder experimentar sus efectos. Es ideal realizar mudras con ambas manos, pero incluso la práctica con una sola mano puede ser efectiva. Aquí hay algunos mudras fáciles y útiles con los que puedes comenzar:

Sello de conocimiento

Este mudra puede ayudar a activar el conocimiento, la capacidad de respuesta y la compostura dentro de tu alma. Realiza este mudra trayendo las puntas de tus dedos índices para tocar el extremo de tus pulgares vecinos, formando un círculo mientras mantienes tus otros dedos erectos.

Oración

Este mudra puede unir y equilibrar los dos lados de tu cuerpo. En yoga, el lado izquierdo de tu cuerpo se considera femenino, mientras que el lado derecho se ve como masculino. La oración mudra puede ayudar a reconciliar estas fuerzas opuestas. La evidencia científica muestra que este mudra es verdaderamente meditativo. Simplemente presione las palmas de las manos y presiona los bordes externos de los pulgares en el esternón mientras inhala lenta y profundamente, seguido de una exhalación aún más lenta.

Sello de sol y vida

Este mudra puede recargar tu energía, fortalecer tus nervios y promover una salud general positiva. Realiza el sello del sol y la vida llevando las puntas de tus dedos anulares a los pulgares de cada mano, formando un círculo mientras mantiene los otros dedos erectos. Nuevamente, permanece en esta posición todo el tiempo que desees, respira profundamente y luego exhala lentamente.

Claridad mental

Este mudra puede ayudar a despejar tu mente para permitir que tu intuición se desarrolle y trabaje a su máxima capacidad. Realiza este mudra trayendo las puntas de tus dedos rosados para que se encuentren con tus pulgares, formando un círculo mientras mantienes tus otros dedos erectos. De nuevo, respira mientras permaneces tranquilo y quieto, dejándote absorber la vida de tu respiración.

Sello de paciencia

Al igual que su nombre, este mudra puede ayudarte a desarrollar tu paciencia, comprensión y fuerza de voluntad. Para realizar el sello de la paciencia, lleva las puntas de tus dedos medios hacia tus pulgares para formar un círculo mientras mantiene los otros dedos erectos. En este mudra final, continúa respirando lenta y regularmente mientras dejas que tu mente se relaje y descanse.

Tu respiración

Las técnicas de respiración también pueden ser útiles para conectar el cuerpo y el alma. Puedes practicar técnicas de respiración por sí solo o puede asociarse con una rutina de yoga y varios mudras para experimentar la máxima eficacia. Es común practicar técnicas de respiración antes de practicar yoga, ya que puede ayudarte a relajarte durante tu día ocupado y acercarte a un estado de relajación. Aquí está una de las técnicas de respiración más utilizadas y altamente efectivas:

La respiración de tres partes:

- Acuéstate de espaldas y cierra los ojos. Suaviza tu rostro y calma tu cuerpo. Extiende tus piernas hacia afuera.

- Tómate el tiempo suficiente para darte cuenta de tu respiración.

- Toma el control de tu respiración natural mientras respiras profundamente y exhalas lentamente, vaciando completamente el aire.

- Permite que tu estómago se expanda con aire mientras inhalas y vacíalo completamente en cada exhalación.

- Cinco de estas respiraciones conscientes completan la primera parte.

- Inhala y llena tus pulmones con aire. Cuando tus pulmones se sientan llenos, respira aún más para ampliar tu caja torácica.

- Espira y deja que el aire escape de tu caja torácica seguido por tu estómago.

- Inhala, repite este proceso por cinco respiraciones para completar la Parte Dos.

- Inhala y permite que tu estómago y caja torácica se expanda con aire. Inhala más. Permitiendo que el aire llene los lóbulos superiores de tus pulmones, el área que presiona hasta la clavícula; Rodea tu corazón de aire.

- Exhala, dejando que el aire se escape del área de la clavícula, luego de alrededor de tu corazón, seguido de tu caja torácica y tu estómago.

- Repite este proceso durante cinco a 10 respiraciones para completar la Parte Tres.

Respiracion del craneo que brilla

Esto es un poco más avanzado que la respiración de tres partes; Puede ayudar a calentar y energizar tu cuerpo. Las mujeres embarazadas, sin embargo, deben renunciar a este proceso.

- Siéntate con las piernas cruzadas y respira profundamente varias veces para permitir que tu cuerpo se sitúe y se asiente en el suelo.

- Respira profundamente, pero solo llene parcialmente tu estómago con aire. Exhala rápido y vigorosamente. Si lo deseas, puedes descansar tus manos sobre el estómago para sentir mejor la contracción enérgica.

- Inhala completa y naturalmente. Continúa tomando respiraciones vigorosas y rápidas y exhala a un ritmo rápido. Cuando empieces este ejercicio por primera vez, comienza con 10 respiraciones. Con el tiempo, trabaja hacia arriba para realizar tres series de 10 respiraciones.

- Si en algún momento comienzas a sentirte mareado durante este ejercicio de respiración, vuelve a la normalidad, relajado exhalando.

Capítulo 13: Muestras de rutinas de yoga

En este punto, estás familiarizado con las mejores y más populares posturas de yoga y ahora tienes la información que necesitas para realizar cada una correctamente. Tu trabajo con poses individuales puede servir como un gran punto de partida. Te permite aprender el proceso correcto para realizar cada pose; También te ayuda a descubrir algunos de los beneficios de cada uno. Ahora es el momento de aprender cómo mejorar la efectividad de estas posturas combinándolas en una rutina de yoga.

Las poses individuales son estiramientos estáticos; mantienes una posición durante un período de tiempo predeterminado antes de liberarla. Cuando realizas la transición de una postura a otra, estás realizando un estiramiento dinámico. Los estiramientos dinámicos generan calor, manteniendo los músculos flojos y flexibles. El movimiento dinámico de cambiar de una postura a otra también ayuda a mejorar tu rango de movimiento.

Hay infinitas combinaciones de posiciones de yoga; Te presentaré algunas de las rutinas más utilizadas y útiles. Hay muchas rutinas ampliamente conocidas que puedes practicar y aprender fácilmente como principiante. Si bien siempre puedes crear tus propias rutinas, recomiendo usar estos programas preplanificados al principio. Más tarde, puedes crear tus propias secuencias, utilizando las ideas que encontrarás en el siguiente capítulo.

Rutina para principiantes rápida para la espalda y la parte inferior del cuerpo

Esta rutina rápida y sencilla para principiantes se centra en trabajar las caderas, los isquiotibiales y la columna vertebral. Combina los beneficios de cada posición con transiciones dinámicas suaves. Esta rutina es buena para los recién llegados al yoga. Es corto, acomodando un estilo de vida ocupado. Al mismo tiempo, fortalecerás tus caderas, espalda y piernas, tres áreas esenciales para la salud general.

- Comienza con hasta **20 inclinaciones pélvicas** para calentar tu espalda.

- Muévete a cuatro patas y realiza la secuencia **gato-vaca hasta 10 veces** para extender las inclinaciones pélvicas al calentar tu columna vertebral.

- Pasa tu cuerpo a **un perro boca abajo**.

- Al final del perro boca abajo, vuelve a la posición inicial, luego avanza hacia la **estocada profunda**, seguido de una **estocada creciente**.

- Regresa al **perro boca abajo**.
- Avanza hacia una **estocada baja** en el otro lado seguida de una **estocada creciente.**

- Camina hacia una **flexión media delante de pie**, luego mueve suavemente tu cuerpo hacia arriba en la postura de la montaña.

- Desde la postura de la montaña, levante los brazos por encima de tu cuerpo, presiona las palmas de las manos y desplaza los hombros hacia abajo, alejándolos de tus orejas.

- Ahora hacia una **flexión media delante de pie**, y luego levanta tu espalda hasta que esté horizontal extendiendo las puntas de tus dedos sobre el suelo.

- Desde esta posición, muévete en posición de montaña con los brazos levantados sobre tu cabeza. Repite este movimiento de transición hasta cinco veces.

- Luego, realiza una **postura de paloma** para abrir tus caderas. Manten esta posición hasta **20 respiraciones**.

- En este punto, puedes insertar cualquier postura que se centre en tus caderas, columna vertebral o isquiotibiales.

- Termina esta rutina descansando en la **postura del cadáver**, dándole permiso a tu cuerpo para relajarse.

Rutina de flexibilidad para principiantes

Esta rutina, también ideal para principiantes, se enfoca en mejorar tu flexibilidad. Puede mantener tus músculos fuertes y activos y puede ayudarte a evitar lesiones. Aquí, nos centraremos en estirar los hombros, los isquiotibiales y las caderas, las áreas donde la mayoría de las personas experimentan rigidez. Puedes practicar cada postura en esta rutina individualmente, moviéndote de cada una directamente a la siguiente.

- **El dedo grande del pie.**

- **La flexión hacia delante de pie.**

- **El triangular.**

- **El Angulo abierto hacia enfrente.**

- **El niño.**

- **El bebe feliz.**

- **La paloma.**

- **El aguila.**

- **El puente.**

- **La cabeza de vaca.**

El saludo al sol por la mañana

Una rutina de saludo al sol es una de las secuencias de yoga más conocidas. Si bien puedes hacerlo en cualquier momento del día o de la noche, a muchas personas les resulta útil practicar esto al comienzo de su día.

- Comienza de pie erguido en la **postura de la montaña**.

- Presiona las palmas de las manos y sostenlas frente a tu pecho.

- Inhala mientras s los brazos por encima de tu cabeza, tocando tus palmas nuevamente.

- Baja los hombros y mira tus manos.

- Exhala, baja los brazos hacia los costados y dobla tu torso en las caderas hacia una **flexión hacia delante**.

- Inhala y mueve tu pie derecho hacia atrás en una estocada. Levanta los brazos sobre la cabeza con las palmas juntas. Permite que tu pecho se levante con tus brazos. Mira hacia tus manos.

- Exhala, muévete hacia abajo sobre tus manos y rodillas y luego respire mientras te desliza hacia **la vaca**.

- Desde allí, dobla los dedos de los pies, exhala y dobla tu cuerpo en un perro
boca abajo. Permanece en esta posición durante cinco respiraciones.

- Inhala mientras levantas la cabeza y el torso, avanza la pierna derecha hacia una estocada y luego haz una transición hacia adelante y dobla hacia adelante mientras exhalas.

- Inhale y levanta tus brazos sobre tu cabeza. Exhala y devuélvelos al centro de tu pecho, con las palmas juntas.

Rutina de alivio de estrés

Esta rutina rápida puede ayudarte a relajarte y calmar tu alma en un día en el que te sientes muy ansioso e inquieto. Realiza esta rutina al menos tres veces para obtener los mejores resultados. Esta rutina es ideal para principiantes avanzados a jugadores de nivel intermedio.

- **El árbol.**
- **El guerrero.**
- **El guerrero inverso.**
- **El guerrero 2.**
- **El sello del venado.**

El enfriamiento

Una rutina de enfriamiento es esencial para el yoga, como lo es para cualquier tipo de ejercicio físico. Puedes realizar estas posturas individualmente, para calmar tu cuerpo, o puedes realizarlas juntas al final de un vigorizante entrenamiento de yoga. Proporciona una forma refrescante de cerrar cualquier sesión de yoga.

- **La paloma.**
- **El cachorro.**
- **El bebé feliz.**
- **El gato.**
- **El cadaver.**

Capítulo 14: Creando tu propia rutina

Cuando hayas dominado la mayoría de las posiciones de yoga en este libro, incluidas las rutinas de muestra, es posible que desees expandirte para crear una rutina de yoga personalizada. Cuando realizas tu propia rutina, tienes la libertad de abordar tus limitaciones personales y honrar las necesidades de tu cuerpo. Una rutina de yoga personalizada puede ayudar a llegar a tu mayor flexibilidad; puedes ajustarlo para aumentar tu práctica al siguiente nivel o configurarla para abordar necesidades físicas, mentales o emocionales específicas a medida que surjan.

Define tus objetivos

Antes de comenzar a crear tu propia rutina, primero define claramente tus objetivos. ¿Simplemente estás buscando una forma saludable de aliviar el estrés, aumentar tu energía y sentirte bien contigo mismo? ¿Quieres usar el yoga como un medio de acondicionamiento físico? ¿Necesitas desarrollar tus técnicas de respiración? ¿Estás buscando tratar una condición física o emocional específica? Estas son preguntas importantes; Tus respuestas te ayudarán a enfocar tu rutina en las cosas que son importantes.

También puede ser útil discutir tu rutina con tu médico. Un profesional médico que conoce tu edad y condición física podrá guiarte con respecto a qué concentrarte y qué evitar.

En mi situación, por ejemplo, tengo un hombro lesionado y dos rodillas lesionadas, así que elijo posturas de piernas diseñadas para aumentar la fuerza en mis muslos, estirar los músculos de las otras piernas y abrir mis hombros, manteniéndolos activos y flexibles. Mis restricciones físicas ayudaron a formar una rutina que también fortalecerá otras partes de mi cuerpo, en mi caso, la espalda y las muñecas, para evitar lesiones que me impidan utilizar estrategias de yoga adicionales.

Aquí hay algunas ideas para rutinas personalizadas que benefician necesidades específicas:

- Las posturas anti-ansiedad para una mente tranquila.

- Una secuencia restaurativa para ayudar a relajar los músculos.

- Una rutina de yoga energizante a primera hora de la mañana para comenzar bien el día.

- Una relajante rutina de yoga antes de acostarse para mejorar tus patrones de sueño.
- Mejora del equilibrio y la fuerza del núcleo.

- Tratamiento para enfermedades específicas, como la ciática o el asma.

La logística del yoga

A continuación, deberás determinar dónde realizarás tu rutina de yoga y durante cuánto tiempo. Lo ideal sería trabajar de una hora a una hora y media por día, pero esto no es obligatorio. Puedes practicar yoga en cualquier lugar, incluso si solo puedes dedicar cinco minutos a la vez. Practico yoga en mi sala de estar, en un momento en que todos los demás están fuera de la casa. Por lo general hago mi yoga a primera hora de la mañana. Sin embargo, estos factores dependen completamente de ti. Haz lo que mejor se adapte a tu estilo de vida individual y tus necesidades, respetando tus limitaciones.

Busca un buen ambiente

Para mejorar tu experiencia de yoga, siempre puedes encender velas, quemar un poco de incienso o liberar aceites esenciales en el aire. Esto puede ayudarte a eliminar las capas de tensión aplicadas a lo largo del día y alentarlo a estar presente, todo allí, viviendo el momento.

También me resulta útil tocar música relajante mientras practico yoga. Simplemente sintonizo mi estación natural favorita en Pandora Radio (que se encuentra en www.pandora.com). Siéntete libre de utilizar pistas relajantes en YouTube: no cuestan nada y realmente pueden mejorar tu experiencia. También puedes comprar grabaciones diseñadas específicamente para yoga. Ya que el yoga es un evento de mente, cuerpo y espíritu, cualquier cosa que pueda hacer para domesticar tu cerebro y ayudar a que tus emociones se calmen será útil.

Elementos de rutina

Una vez que hayas respondido a las preguntas principales, sobre el dónde y cuándo de tu práctica de yoga, puedes comenzar a crear tu rutina. Te sugiero que revises los capítulos anteriores, marcando las posturas que se ajusten a tu estilo de vida, objetivos y necesidades. Por ejemplo, si tienes una lesión en la rodilla, puedes revisar el capítulo sobre yoga para las piernas y elegir entre las posturas que no tienen contraindicaciones para las lesiones en la rodilla. El fortalecimiento de los tejidos en áreas vecinas puede proteger de una nueva lesión y puede contribuir a la curación. Muchas posturas que se enfocan en otras partes del cuerpo proporcionarán modificaciones para lesiones comunes que de otro modo impedirían su uso.

Verifica qué posturas de yoga puedes realizar la transición más fácilmente para crear una secuencia efectiva. La mejor parte del yoga es que, si bien muchas posturas se centran en una parte específica de tu cuerpo, el proceso de transición a una postura a menudo involucra a otros músculos, lo que hace que el yoga sea una actividad de todo el cuerpo.

Recuerda incluir un calentamiento en la parte delantera de tu rutina. Esto es muy importante para preparar tanto tu cuerpo como tu mente para obtener los beneficios del yoga. Puedes usar la información provista en el Capítulo 3, para comenzar. La postura de montaña, tal como se introdujo por primera vez en el Capítulo 3, es un gran punto de partida; Se usa como la base de muchos otros asanas. Ya que es probablemente la primera postura que dominarás, su simple simplicidad puede facilitar tu mente y tu cuerpo al "tiempo de yoga" sin el estrés de recordar dónde poner tus manos y pies, y cómo coordinarlo todo con tu respiración. Los saludos al sol también son una forma básica y sencilla de introducirse en una rutina de yoga.

Si estás comenzando a explorar el yoga, no intentes crear tu propia rutina de inmediato. Al igual que con cualquier tipo de actividad física, tu propia rutina a menudo evolucionará de manera natural, a medida que adquiera la habilidad para realizar las diferentes posturas. Tu rutina personal se desarrollará a través de prueba y error. He intentado muchas poses; algunos son menos necesarios; otros son demasiado incómodos. Dejo de lado cualquier cosa que cause dolor y lo que está más allá de mi cuerpo para ejecutar, manteniendo las posturas que me funcionan bien y atendiendo las necesidades actuales de mi cuerpo.

Recomiendo realizar cada pose en una secuencia predeterminada. Hacerlo realmente puede ayudarlo a memorizar cómo ejecutar adecuadamente cada postura individual. Al principio, es posible que necesite una lista escrita para ayudar a tu memoria, pero después de una repetición constante, tu mente y cuerpo sabrán qué hacer a continuación y podrá hacer una transición sin problemas entre las poses.

Vuelve a evaluar tu práctica de yoga cada ciertos meses. Especialmente si eres un principiante, después de unas pocas semanas notarás que algunas de las posturas que tenías que renunciar porque eran demasiado incómodas como para intentarlo se han podido lograr, y las que eran desafiantes se manejan fácilmente. Lo que lo llevó a tu límite puede incluso ser disfrutable con el tiempo. Incluso los practicantes de yoga experimentados continuarán progresando en tus habilidades y podrán encontrar posturas que anteriormente estaban "fuera de tu alcance", algunas literalmente.

Conclusión

Espero que este libro pueda ayudarte a aprender qué tan beneficioso puede ser el yoga para ti, mientras le da instrucciones claras que le muestran cómo realizar las posturas más populares con facilidad y con confianza.

Los beneficios del yoga son aparentemente infinitos. Haz visto cómo el yoga puede mejorar tu salud al ayudarte a mejorar tu postura, energizando tus órganos internos, fortaleciendo y fortaleciendo tus músculos y apoyando tu bienestar mental y espiritual. Cualquiera sea tu edad, puedes comenzar fácilmente a practicar yoga, siguiendo las instrucciones de este libro. Incluso las lesiones físicas y las restricciones de actividad no son un obstáculo. Con más de cien formas de yoga para elegir, muchas de las cuales ofrecen modificaciones para adaptarse a lesiones específicas, podrá estirar y fortalecer todo el cuerpo. Desde posiciones iniciales de yoga hasta posturas avanzadas, ahora tiene acceso a lo mejor del yoga, prácticas accesibles que pueden aportar una mayor salud a cada parte de tu cuerpo, mente y espíritu.

Lo mejor de todo, ¡puedes hacer yoga en la comodidad y privacidad de tu propio hogar! ¡No es necesario gastar fondos preciosos en clases caras, sin mencionar el gasto de gas y el tiempo que lleva llegar allí! Tu práctica de yoga puede entrar fácilmente en tu estilo de vida y en tu rutina diaria. ¡Una pose aquí, un mudra allí, y antes de que te des cuenta, has estirado y fortalecido todo tu cuerpo y has mantenido tu mente energizada durante todo el día!

¿Compraste este libro como principiante, buscando un punto de partida? Puedes empezar hoy. Elige un área abierta y relajante donde puedas practicar con mínimas distracciones. Comienza con facilidad, pero no permitas que las limitaciones de tiempo te impidan experimentar los sorprendentes efectos del yoga. Puede comenzar ahora seleccionando una de las poses para principiantes y dándote cinco minutos de serenidad. Mañana, haz lo mismo. Antes de que te des cuenta, estarás en el buen camino, ayudándote a ti mismo a las mejores prácticas para mejorar la salud y dar vida que puedas elegir.

¿Ya estás familiarizado con los conceptos básicos del yoga, pero buscas romper con las rutinas aburridas? ¿Estás buscando desarrollar una práctica de yoga integral que realmente te ayude, cuerpo, mente y espíritu? Las posturas intermedias y avanzadas pueden ser justo lo que necesitas para impulsar tu práctica al siguiente nivel. Date un regalo; asigna un poco de tiempo de tu apretada agenda para evaluar lo que tu cuerpo necesita, luego seleccione las posturas de yoga específicas diseñadas para satisfacer esas necesidades.

Te animo a que revises las diferentes poses y selecciones algunas que lo estirarán un poco más allá de lo que ya sabes. Ya has experimentado el poder curativo del yoga; ahora descubre el pozo más profundo de energía, limpieza interior y conciencia espiritual/mental que se almacena en estas posturas de yoga y mudras adicionales.

Revisa tu práctica actual de yoga a la luz de la poderosa información de los Capítulos 13 y 14. Asegúrate de estar trabajando en cada parte de tu cuerpo al elegir las posiciones de cada uno de los Capítulos 3 a 12. Ajusta tu rutina adoptando las prácticas que pueden beneficiarte más. A medida que implementa tus cambios, presta especial atención a cómo tu cuerpo, mente y espíritu están creciendo y cambiando. En tres semanas, realiza otra revisión para evaluar la efectividad de tus cambios. Modifica tu plan según sea necesario para obtener la mayor cantidad de beneficios. Antes de aburrirte, cambia algunas poses antiguas por otras nuevas, siempre prestando atención a tu cuerpo y tus necesidades.

Haz esto antes de distraerte con las exigencias de la vida. ¡Hazlo ahora! La plenitud interior y la fuerza externa te esperan.

Gracias por leer.

Si este libro te ayudó a ti o a alguien que conoces de alguna manera, te invito a que dejes una buena reseña ahora mismo. ¡Seria muy apreciada!

Mis otros libros

Asegúrate de visitar mi página de autor en: https://www.amazon.com/author/susanhollister

Reino Unido: http://amzn.to/2qiEzA9

O simplemente escriba mi nombre en la barra de búsqueda: Susan Hollister

Gracias

Made in the USA
Monee, IL
28 March 2021